Für alle, die den Mut haben, Fragen zu stellen
und die Entschlossenheit, Antworten zu finden.
Möge dieses Buch dich dabei inspirieren und unterstützen.

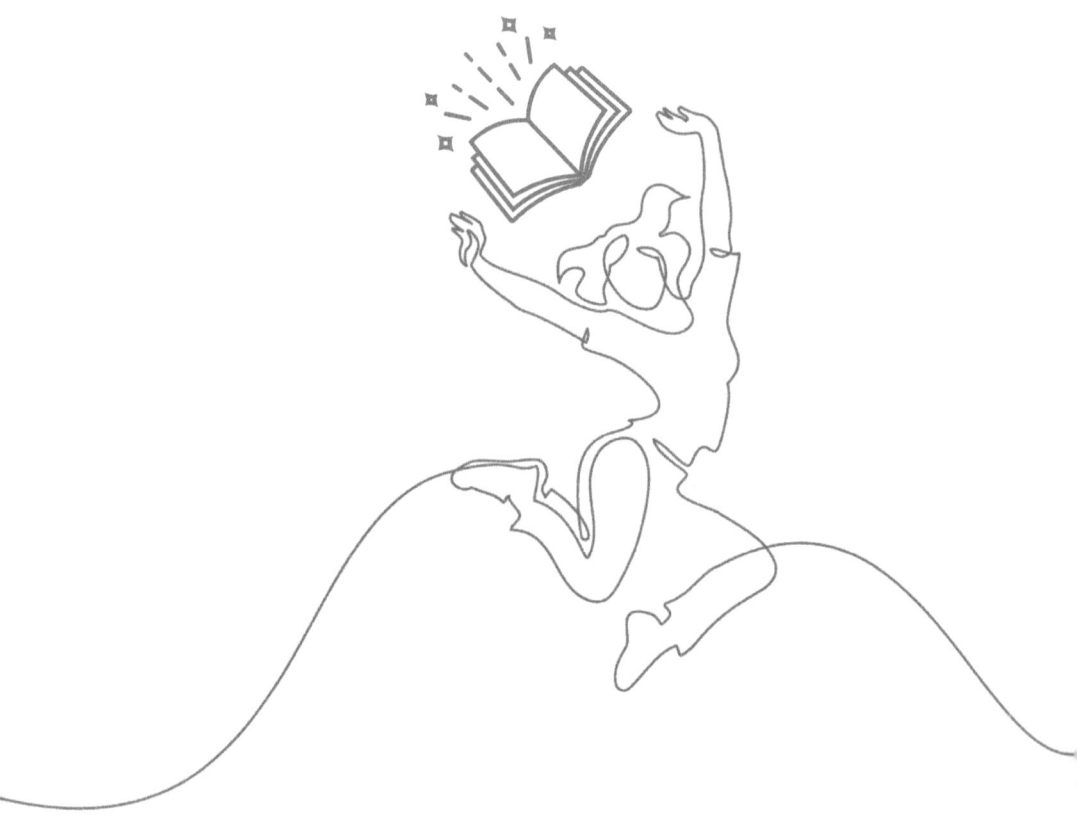

Jeannette Grametzki

Reizdarm war gestern!

DAS GALLENSÄUREVERLUSTSYNDROM

Symptome
Diagnostik
Behandlung

tredition

© 2025 Jeannette Grametzki

Das Werk, einschließlich seiner Teile, ist urheberrechtlich geschützt. Für die Inhalte ist die Autorin verantwortlich. Jede Verwertung ist ohne ihre Zustimmung unzulässig. Die Publikation und Verbreitung erfolgen im Auftrag der Autorin, zu erreichen unter: tredition GmbH, Abteilung "Impressumservice", Heinz-Beusen-Stieg 5, 22926 Ahrensburg, Deutschland.

Coverdesign & Covergrafik: Corina Witte-Pflanz
Happy jumping woman - Datei-Nr.: 297848969,
Continuous one line drawing von Valenty - Datei-Nr.: 977741500
Celiac Disease von Anna - adobe stock / https://stock.adobe.com
Lektorat: Rebekka Haindl
Satz: Jeannette Grametzki
Autorenfoto: Steffi Rose
Buchbild: Goldegg Verlag

Druck und Distribution im Auftrag der Autorin:
tredition GmbH, Heinz-Beusen-Stieg 5,
22926 Ahrensburg, Deutschland
Kontaktadresse nach EU-Produktsicherheitsverordnung:
impressumservice@tredition.com

Inhalt

Vorwort 7

Der Verdacht 10

Der Unterschied
Über den Tellerrand hinaus 21

    Intoleranzen 21

    Nahrungsmittelunverträglichkeiten 24

    Das Mastzellaktivierungssyndrom 26

    Stuhlanalyse 28

Das Gallensäureverlustsyndrom 42

    Die richtige Diagnostik 47

Reizdarm war gestern! 58

    Die ballaststoffreiche Ernährung 61

    Regulierung der Fettzufuhr 66

Schlussworte an dich 122

Anhang 127

Vorwort

Liebe Leserin, lieber Leser,

du hast dich für ein Buch entschieden, das dir einen neuen Leitfaden zu deinem bisher diagnostizierten Reizdarm in die Hand gibt. Es kann dir sogar dabei helfen, die eigentliche Ursache und Diagnose deines Syndroms herauszufinden.

Als ganzheitliche Ernährungsberaterin, diplomierte Fachberaterin für Darmgesundheit, psychologische Beraterin und Autorin setze ich mich seit vielen Jahren mit dem Thema Darmgesundheit auseinander und habe diesbezüglich an vielen Fachtagungen und Weiterbildungen teilgenommen. Ich befinde mich im stetigen Austausch mit Medizinerinnen, Apothekern, pharmazeutisch-technischen Assistentinnen, Ernährungsexperten sowie Heilpraktikerinnen und kann so mein Wissen an dich weitergeben.

Ich bin selbst inzwischen seit Jahrzehnten von chronischen Darmbeschwerden betroffen. Auch aus diesem Grund beschäftige ich mich seit vielen Jahren mit unserer Darmgesundheit. Aufgrund meiner eigenen Beschwerden und Symptome habe ich mich bei unzähligen Ärzten und in diversen Sprechstunden vorgestellt, war in allerart

Kliniken und deren unterschiedlichen Abteilungen in Behandlung und habe bereits eine Vielzahl von Kolos- und Gastroskopien auf der Suche nach der Ursache meiner chronischen Beschwerden über mich ergehen lassen. Immer mit dem Ergebnis Reizdarm.

Mein Bauchgefühl hat mich jedoch stetig an dieser Diagnose zweifeln lassen und somit wollte und konnte ich mich letztendlich auch nicht damit zufriedenstellen. Meine Hartnäckigkeit und das Vertrauen in meinen eigenen Körper zahlten sich aus. Ich habe tatsächlich die Ursachen und letztendlich gesicherte Diagnosen für meine über Jahre anhaltenden Darmbeschwerden erhalten. In meinem Fall hat sich tatsächlich herausgestellt, dass mehr dahintersteckt. Und ich kann dir verraten: Es ist kein Reizdarm! Es lohnt sich also, einmal genauer hinzuschauen.

Ich selbst leide unter einem Mastzellaktivierungssyndrom, auf welches ich in meinem Buch *MCAS – Die verborgene Krankheit* genau eingehe, sowie unter einem schweren Gallensäureverlustsyndrom. Diesem Thema möchte ich mich in diesem Buch widmen.

Denn Reizdarm war gestern!

Ich möchte dich jedoch darauf hinweisen, dass das Lesen meines Buches keinen Arztbesuch ersetzt oder als Grundlage zur eigenständigen Diagnostik verwendet werden soll.

Es bietet dir allerdings einen Leitfaden für deinen eigenen, persönlichen Weg, auf der Suche nach deiner Diagnose. Bitte besprich jegliche Diagnostik und Therapievorhaben vorab unbedingt mit deinem behandelnden Arzt oder deiner behandelnden Ärztin.

Dieses Buch wird dir dabei helfen, deinem eigenen Körper zu vertrauen und dich mit deiner bisherigen Diagnose Reizdarm erneut auseinanderzusetzen. Und wer weiß, vielleicht steckt auch bei dir mehr hinter deinen Beschwerden. Gemeinsam finden wir es heraus.

Deine
Jeannette Grametzki

Der Verdacht

Wer von euch Reizdarmpatienten und -patientinnen kennt es nicht? Immer wiederkehrende, chronische Bauchschmerzen, die mitunter in höllischen Krämpfen enden. Durchfälle, von denen du gerade nach dem Essen immer wieder heimgesucht wirst. Ein kugelrunder Blähbauch, in den man am liebsten eine Nadel piksen würde, um die quälende Luft abzulassen, und Blähungen in den ungünstigsten Momenten. Du hast Schlafmangel aufgrund von nächtlichen Stuhlgängen und tagsüber fühlst du dich erschöpft, dauermüde und kraftlos.

Deine Freunde sind genervt, weil du immer wieder Verabredungen mit ihnen absagst, aus Angst, es könnte abermals losgehen. Du schämst dich für deine Darmbeschwerden und hast weder die Lust noch die Kraft, dich immer wieder zu erklären. Mittlerweile liegen unzählige Arztbesuche hinter dir, ohne eine gesicherte Diagnose. Aber, um dich nicht erneut nichts-wissend nach Hause zu schicken, kommt er … der Verdacht: Es könnte ein Reizdarm dahinterstecken.

Wie du in meinem Buch *MCAS – Die verborgene Krankheit* nachlesen kannst, gehört das Reizdarmsyndrom zu einer der häufigsten chronischen Erkrankungen des Darms und damit zu den am meisten verbreiteten Krankheiten des Verdauungstraktes. Die genauen Ursachen eines Reizdarmsyndroms sind nach wie vor nicht bekannt. Es wird angenommen, dass bei Patienten mit einem Reizdarm die

Wahrnehmung normaler Verdauungsvorgänge schmerzhaft gesteigert ist und daraus die umfangreichen Symptome resultieren. Bisher ist das Reizdarmsyndrom nicht heilbar. Behandelnde Ärzte versuchen gemeinsam mit ihren Patientinnen einen Weg zu erarbeiten, die jeweiligen Symptome zu behandeln und die Beschwerden zu lindern.

Tatsächlich sehe ich persönlich die Diagnose Reizdarm kritisch. Selbst seit vielen Jahren von chronischen Darmbeschwerden betroffen, kann ich aus eigener Erfahrung berichten, dass ich oft den Verdacht Reizdarm erhalten habe. Dranbleiben lohnt sich, denn oftmals steckt tatsächlich mehr dahinter! Wenn auch du schon lange Zeit von deinen Symptomen begleitet wirst, kennst du diese Verdachtsdiagnose wahrscheinlich nur zu gut.

Vielleicht erkennst du dich auch in folgendem Szenario wieder: Bei deiner Hausärztin bist du mittlerweile gefühlt seit Ewigkeiten Stammgast in der Praxis. Es ist dir schon super unangenehm, die Praxis wieder einmal mit denselben Beschwerden zu betreten. Fast wöchentlich stellst du dich inzwischen mit anhaltenden Bauchschmerzen und Durchfällen vor. Anfänglich seid ihr davon ausgegangen, es handele sich um einen Magen-Darm-Infekt. Du wurdest ein paar Tage krankgeschrieben und solltest dich schonen. Nachdem du ein weiteres Mal bei deinem Arzt warst, wurde wahrscheinlich ein Blutbild gemacht, welches unauffällig war. Ebenso erfolgte eine Stuhluntersuchung auf eventuelle Rückstände wie Blut, Bakterien oder Pilze.

Aber auch bei der Stuhlanalyse war nichts Auffälliges zu sehen. Vielleicht einfach noch ein wenig abwarten und es mit Schonkost und Tee versuchen. Doch eine Besserung ist erneut nicht in Sicht.

Nun wirst du zu einer gastroenterologischen Abteilung überwiesen, um eine Magen- sowie Darmspiegelung durchführen zu lassen. Du quälst dich durch die Untersuchungen und hoffst, endlich zu einem Ergebnis deiner Symptome zu gelangen. Und wieder nichts. Die gängigsten schulmedizinischen Ursachen für deine Beschwerden wurden gründlich unter die Lupe genommen. Ein Lactose- und Fructose-Test aufgrund einer eventuellen Unverträglichkeit oder Intoleranz. Morbus Crohn – negativ, Colitis Ulcerosa – negativ, Zöliakie – negativ, eventuell eine chronische Gastritis oder Divertikulitis – negativ. Die Gastroskopie und Koloskopie bleiben ohne Befund. Ernüchtert mit den Ergebnissen der Gastroenterologie und weiterhin mit andauernden Beschwerden, suchst du erneut deine Hausärztin auf.

„Wahrscheinlich steckt einfach ein Reizdarm hinter Ihren Beschwerden, oder eventuell psychische Beschwerden, die Ihre Symptome begünstigen. Haben Sie darüber schon einmal nachgedacht?"

Du gehst nach Hause, deine weiterhin anhaltende Darmproblematik wird immer größer und du fühlst dich allein gelassen. Deine Gedanken kreisen und du fragst dich, was du noch unternehmen könntest und welche Untersuchungsmöglichkeiten es noch gibt.

Du denkst an all deine bisherigen Bemühungen, an all die aufgesuchten Ärzte- und Fachrichtungen. Wahrscheinlich fragst du dich verzweifelt:

„Wie kann es mir nur über so einen langen Zeitraum schlecht gehen und niemand findet heraus, was mir fehlt? Das kann doch alles nicht wahr sein. Habe ich vielleicht wirklich psychische Beschwerden, die der Grund für all das sein könnten?" Du grübelst hin und her und kommst aus deinem Gedankenwirrwarr, welche Ursache der Auslöser deiner Beschwerden gewesen sein könnte, nicht mehr heraus.

Tatsächlich gibt es unser sogenanntes Darm-Hirn. Dein Darm und dein Hirn haben eine sehr enge Verbindung zueinander und stehen im intensiven Austausch miteinander. Ganz bedeutsam für diesen Austausch ist dein zentrales Nervensystem. Du wirst es kaum glauben, aber in deinem Verdauungstrakt befinden sich etwa hundert Millionen Nervenzellen. Daher wird unser Darm auch oft als unser zweites Gedächtnis bezeichnet. Dein Kopfhirn und dein Bauchhirn arbeiten in ihrem Kommunikationskanal ununterbrochen miteinander und lassen es dich auch spüren. Nicht ohne Grund unterstützt dich dein Bauchgefühl oftmals bei Entscheidungen.

Da wir in unserem Leben auch immer wieder durch Aufs und Abs gehen und es auch in unserem Alltag häufig zu stressigen Situationen kommt, setzt dein Gehirn in solchen Momenten verschiedene Botenstoffe und Stresshormone frei.

Diese können deinen gesamten Organismus in Alarmbereitschaft versetzen und deinen Darm sowie dessen Schleimhaut schädigen.

Die Folge ist oftmals ein sogenanntes „Leaky-Gut-Syndrom", alltagssprachlich ein „löchriger Darm"– eine erhöhte Durchlässigkeit in deiner Darmschleimhaut. Das bedeutet, es entsteht eine gestörte Barrierefunktion der Schleimhaut und infolgedessen eine zunehmende Auflösung der Verbindungen zwischen deinen Darmzellen. Die Folge solch eines Leaky-Gut-Syndroms ist, dass Giftstoffe und Krankheitserreger in deine Darmwand gelangen, die dort eigentlich nichts zu suchen haben. Eine nicht sichtbare, chronische Entzündung entsteht.

Oftmals folgen eine Reihe an Symptomen wie u.a. Blähungen, chronische Durchfälle, Schlafstörungen, Müdigkeit, Schlappheit, Hautbeschwerden, Haarausfall, brüchige Nägel, Kopfschmerzen, Ängste bis hin zu Nahrungsmittelunverträglichkeiten, Vitamin- und Mineralstoffmangel, häufige Infekte und ein dauerhaft geschwächtes Immunsystem.

Hier erweisen sich speziell für das Leaky-Gut-Syndrom entwickelte Probiotika als eine echte Wunderwaffe gegen deine Beschwerden. Am Ende dieses Buches habe ich dir eine Liste an Nahrungsergänzungsmitteln angehängt, mit denen ich sehr gute Erfahrungen gemacht habe. Häufig gibt es zudem den Tipp, über einen gewissen Zeitraum ein Ernährungstagebuch zu führen, um so einen Zusammenhang zwischen deiner Ernährung und deinen Symptomen herauszufinden.

Bei einem Gallensäureverlustsyndrom erweisen sich diese Aufzeichnungen oftmals als eher schwammig. Mal denkst du, ein Nahrungsmittel gefunden zu haben, welches dir Unbehagen bereitet, und beim nächsten Verzehr desselben Lebensmittels hast du keinerlei Beschwerden.

Jedoch ist das Führen eines Ernährungsprotokolls sehr hilfreich, um überhaupt erst einmal auf den richtigen Ansatz zu stoßen. Denn auch bei einer vorherigen Diagnose Reizdarm und dem Ausschluss eines Gallensäureverlustsyndroms können dir solche Protokolle dabei helfen, herauszufinden, ob eventuell andere Diagnosen hinter deinen Beschwerden stecken, wie unter anderem etwa eine Lebensmittelunverträglichkeit oder Allergie.

WICHTIG: Führe solch eine Aufzeichnung über einen Zeitraum von sieben bis zehn Tagen. Es sollten während dieser Zeit arbeitsfreie Tage sowie Arbeitstage enthalten sein. Es ist dabei wichtig, solch ein Protokoll sehr exakt zu führen. Das heißt, jedes Nahrungsmittel, welches du während dieser Zeit zu dir nimmst, wird mit dem Namen, einer Zeitangabe und dem Gewicht notiert. Du kannst es abwiegen und in Gramm angeben, oder aber auch in Teelöffeln, Esslöffeln, Milliliter- oder Liter-Angaben. Eine äußerst hilfreiche Unterstützung für kleine Grammzahlen, ist eine elektronische Löffelwaage. Zudem sollte es auch eine Spalte für deine Beschwerden geben.

Diese ermöglicht es dir und deiner Ärztin und/oder Ernährungsberaterin, einen Zusammenhang mit eventuellen Nahrungsmitteln und deinen Symptomen herzustellen. Mit all diesen Angaben ist es für einen Ernährungsberater möglich, dein Protokoll genauestens auszuwerten. Und das Beste daran – man sieht nicht nur den eventuellen Zusammenhang zwischen Nahrungsmitteln und Beschwerden, sondern auch deine Versorgung mit u.a. Vitaminen, Mineralstoffen und Flüssigkeiten.

> Anbei ein Beispiel, wie so ein Tagebuch aussehen kann!
> Gerne kannst du die Angaben für dich nutzen und direkt loslegen.
> Dafür habe ich für dich am Ende des Buches, im Anhang, eine Kopiervorlage für dich eingefügt.

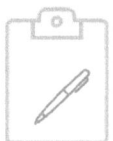

Datum / Wochentag:
Samstag, 01.02.2025

Uhrzeit	Menge in g/ml	Lebensmittel / Getränke	Bemerkungen/ Symptome
9 h	150 g 50 g 50 g 1 TL 200 ml 1 =65 g	Skyr Natur mit Kiwi Banane Akazienhonig Kräutertee Frühstücksei	9:30 h Bauch- grummeln 9:50 h 1x Durchfall
10:20 h	400 ml	Kräutertee	
11:30 h	130 g 200 ml	Apfel Wasser still	
13:00 h	100 g mit 2 g 150 g +1 TL 100 g 300 ml	Kartoffeln/Jodsalz Zanderfilet gebra- ten/Butterschmalz Gurkensalat mit Öl und Essig Apfelschorle	

Uhrzeit	Menge in g/ml	Lebensmittel / Getränke	Bemerkungen/ Symptome
15:30 h	150 g 250 ml 1 EL 200 ml	Kirsch-Streusel-Kuchen Kaffee Milch 1,5% Wasser still	Leichte Kopfschmerzen
18:30 h	2 Scheiben 2 TL 20 g 40 g 50 g 50 g 15 g 300 ml	Roggenbrot je 40g Butter Gouda 48% Fett Salami Salatgurke rote Paprika Kräuterquark Ingwertee	
20:30 h	200 ml	Wasser still	Blähungen

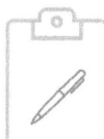

So bitte nicht:

Datum / Wochentag: Wochenende

Uhrzeit	Menge in g/ml	Lebensmittel / Getränke	Bemerkungen/ Symptome
Frühstück so kurz vor acht	1 Kaffee 2 Brötchen Wurst 1 Joghurt	Kaffee mit Zucker und Kaffeesahne Brötchen mit Wurst Joghurt	kann sein
zwischendurch		Wasser getrunken	
mittags	1 1	Stück Pizza Saft	
Kaffee	1	Kaffee getrunken und Süßigkeiten gegessen	

Uhrzeit	Menge in g /ml	Lebensmittel / Getränke	Bemerkungen/ Symptome
abends	2x 1	Nudelauflauf Bier	war halt auf Toilette
später		nochmal was getrunken	

Hast du langanhaltende Bauchbeschwerden, kann dich so ein Ernährungstagebuch gut bei der Ursachenfindung unterstützen. Bei einem Gallensäureverlustsyndrom bleibt dein Bauch jedoch leider auch nach dem Führen eines Ernährungstagebuchs dein Sorgenkind. Inzwischen bestehen deine Beschwerden bereits seit Monaten oder sogar Jahren und du denkst, dein Leben wird fortan wohl genau so laufen –begleitet von heftigen Bauchschmerzen, dich immer und überall ereilenden Durchfällen und anhaltenden Blähungen. Keine Sorge, so muss dein Leben nicht aussehen! Auf den kommenden Seiten helfe ich dir, deine Beschwerden näher einzugrenzen und unterstütze dich auf der Suche nach *deiner* Diagnose.

Über den Tellerrand hinaus

Für eine Reizdarmdiagnostik gibt es viele zielführende Untersuchungen, auf die wir zuerst zurückgreifen können und sollten.
Anhand eines Ausschlussverfahrens wird hierbei nach der richtigen Diagnose gesucht. Die Blutentnahme, Stuhlanalyse und endoskopischen Untersuchungen des Verdauungstraktes auf die gängigsten chronischen Erkrankungen sind dabei der ganz normale, standardisierte Weg in der Medizin, den auch du bei der Suche nach deiner Diagnose als Erstes gehen solltest. Bei vielen Menschen gibt es bereits hier schon ein Ergebnis. Findet sich hier für dich jedoch keine Diagnose, ist es Zeit, möglichst weit über den Tellerrand der üblichen medizinischen Abläufe hinauszuschauen!

Intoleranzen

Bleibt deine Diagnose weiterhin unklar, gibt es weitere Erkrankungen, welche die Beschwerden eines Reizdarms auslösen können, etwa Intoleranzen wie Laktose, Fruktose und Histamin. Die Untersuchungen bei dem Verdacht auf eine Laktose- und/oder Fruktoseintoleranz sind leicht durchzuführen und werden bereits in vielen Hausarztpraxen angeboten.

Bei der Histaminintoleranz ist die Diagnostik etwas schwieriger, aber durchaus machbar und sinnvoll. Hier hilft eine umfangreiche Labordiagnostik, gegebenenfalls auf eigene Kosten. Viele Labore bieten einen Service an, Vor-Ort-Termine als Selbstzahler wahrzunehmen. Wenn du also bereits bemerkt hast, dass du nach dem Genuss von Alkohol ein rotes, manchmal auch fleckiges Gesicht oder Dekolleté bekommst, dein Bauch nach reifem Käse oder leckerer Salami mächtig kneift und dir der Besuch bei deinem Lieblingsitaliener überhaupt nicht mehr bekommt, macht es Sinn, dich auf eine Histamin-Unverträglichkeit untersuchen lassen.

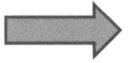 Bei dem **Verdacht** einer **Histaminintoleranz** ist folgende Labordiagnostik ratsam:

- Histamin im Blut*
- Diaminooxidase (DAO)-Aktivität im Blut**
- Histamin-Metabolite im 24-Stunden-Sammelurin***

*Histamin ist ein Gewebshormon und Entzündungsmediator, welches von unserem Körper sowohl selbst produziert als auch über diverse Lebensmittel aufgenommen wird. Die Histamin-Mediatoren befinden sich dabei nahezu in all unseren Organsystemen.

Eine Histaminausschüttung aufgrund eines Histaminüberschusses kann zu vielen unangenehmen allergischen oder pseudoallergischen Reaktionen des Körpers führen. U.a. Allergien, Urtikaria, Quaddelbildung, Juckreiz, Hustenreiz, Fließschnupfen, Magen-Darm-Beschwerden, Blähungen, Durchfall, Migräne bis hin zu einem anaphylaktischen Schock.

**DAO ist ein Enzym, das freies Histamin im Körper abbaut. Diaminooxidase wird hauptsächlich von unseren Darmschleimhautzellen produziert. Wenn wir zu wenig von diesem Enzym besitzen, kann unser Körper das Histamin nicht abbauen und es kommt zu verschiedenen, oftmals darmassoziierten Symptomen.

***Histamin-Metabolite im Sammelurin sind Abbauprodukte des Histamins, welche im Urin zu finden sind. Dieses Abbauprodukt erhöht sich im Urin in der Regel besonders, wenn ein DAO-Mangel vorliegt.[1]

---

[1] Histaminintoleranz.ch, Mastozytose.de, Institut für medizinische Diagnostik Berlin, biovis diagnostics

Nahrungsmittelunverträglichkeiten

Wenn auch diese Untersuchungen negativ ausfallen und zu keinem Ergebnis führen, kannst du zunächst an weitere Unverträglichkeiten denken.

Hier kannst du für eine Zeitlang ein Ernährungstagebuch führen. In diesem schreibst du alle zu dir genommenen Nahrungsmittel, Gewürze, Getränke und mehr mit Zeitangabe nieder und fügst Beschwerden hinzu, welche dir nach dem Verzehr eines bestimmten Lebensmittels aufgefallen sind.

Das Führen deines persönlichen Ernährungstagebuches kann sich als durchaus sinnvoll erweisen. Es hilft dir dabei, deine Ess- und Trinkgewohnheiten festzuhalten und dir einen Überblick zu verschaffen, welche Symptome nach der Zufuhr bestimmter Nahrungsmittel auftreten. Gleichzeitig unterstützt dich dein Ernährungstagebuch dabei, eventuelle Defizite in Bezug auf deine Vitamin- und Mineralstoffversorgung aufzudecken. Es gibt Aufschluss über deine Flüssigkeitszufuhr, deine durchschnittliche Aufnahme von Fett, Kohlenhydrate, Proteine sowie Zucker und Alkohole. Durch das Führen eines solchen Tagebuches kannst du also sehr viel mehr erkennen als nur deine Lebensmittelvorlieben.

⟹ Hast du den **Verdacht**, ein bestimmtes **Nahrungsmittel nicht zu vertragen**, helfen dir folgende labordiagnostische Tests:

- Lymphozytentransformationstest**** (LTT) auf diverse Nahrungsmittelunverträglichkeiten
- IgE – Nahrungsmittelscreen auf Nahrungsmittelallergien
- IgG – Nahrungsmittelscreen auf Nahrungsmittelunverträglichkeiten
- Untersuchungen, um Mangelerscheinungen auszuschließen oder gezielt zu behandeln.
Dazu gehören:
- Vitamine
- Mineralstoffe
- Spurenelemente

**** Bei diesem Testverfahren handelt es sich um ein Verfahren, welches eingesetzt wird, um Allergien von Spättyp IV zu erkennen. Spätreaktionen, die sich gegen Nahrungsmittelproteine richten.
Das heißt, die Beschwerden wie unter anderem gastrointestinale Symptome, vor allem das Leaky gut Syndrom, Hautveränderungen, Ekzeme und Ausschläge sowie Gelenkbeschwerden und Entzündungen im Körper treten bei den Patienten erst 24 Stunden

bis Tage später nach dem Nahrungsmittelverzehr auf und können durchaus auch über Tage anhalten. Daher ist es anamnetisch schwierig zuzuordnen.

Das Mastzellaktivierungssyndrom

MCAS ist eine Erkrankung, die ebenfalls ähnliche Symptome eines Reizdarmsyndroms auslösen kann und aktuell noch eher selten diagnostiziert wird. Tatsächlich gehören die Mastzellen zu den Immunzellen in unserem Körper. Sie helfen uns etwa dabei, Krankheitserreger abzuwehren. Mastzellen befinden sich in vielen Bereichen in unserem Körper. Unter anderem in unserem Knochenmark, in den Nerven, in der Haut und in den Schleimhäuten.

Das ist gerade bei einem Reizdarm von großer Bedeutung, denn Mastzellen sind in großem Ausmaß in unserer Darmschleimhaut vorhanden. Bei einem Mastzellaktivierungssyndrom kommt es dauerhaft zu einer vermehrten Ausschüttung von Botenstoffen, wie zum Beispiel Histamin. Dabei werden bestimmte Reizstoffe von den Mastzellen als Eindringlinge empfunden, wie unter anderem verschiedene Nahrungsmittel, Konservierungsmittel, Farbstoffe, Aromastoffe, Gewürze, Alkohol, aber auch Gerüche und Medikamente. Beim Zusammentreffen mit diesen Reizstoffen (es reicht dabei bereits ein einziger Reiz aus) werden unsere Mastzellen aktiviert und lösen ein Alarmsystem in unserem Körper aus.

Die Folge: Es kommt zu einer enormen Ausschüttung von Mediatoren, vor allem Histamin, und den damit verbundenen körperlichen Beschwerden. Gerade bei nahrungsmittelbedingten Auslösern möchte unser Körper diesen Eindringling schnellstmöglich wieder loswerden. Oftmals passiert das in diesem Fall in Form von akuten Bauchschmerzen mit heftigen Durchfällen.

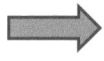 Bei dem **Verdacht**, unter einer **Mastzellerkrankung** zu leiden, ist folgende Labordiagnostik ratsam:

- Tryptase im Blut*
- Leukotriene im Urin**
- Darmspiegelung und Magenspiegelung***
  (Koloskopie und Gastroskopie)

Wichtig hierbei ist es, Gewebeproben in Form von Stufenbiopsien aus dem Magen- und Darmtrakt entnehmen zu lassen.

*Tryptase ist ein Botenstoff, der von den Mastzellen gebildet und freigesetzt wird.
**Leukotriene sind Botenstoffe, die von den Mastzellen freigesetzt werden und bei einem Mastzellaktivierungssyndrom erhöht sein können.

***Hierbei können entnommene Gewebeproben in einer histologischen Untersuchung auf die Zahl, Dichte und Form der Mastzellen geprüft werden.[2]

Stuhlanalyse

Zur standardisierten Vorgangsweise in der Medizin gehört die Stuhlprobe. Dies ist gerade bei Reizdarmpatienten äußerst sinnvoll und meines Erachtens unumgänglich. Hierbei ist es aber wichtig, spezifische und entsprechende Informationen vom Labor anzufordern, die bei der Standarduntersuchung häufig nicht dabei sind.

In meiner damaligen Praxis für ganzheitliche Ernährungsberatung und Darmgesundheit haben mich immer wieder Patienten mit diversen chronischen Magen-Darmbeschwerden aufgesucht. Viele von ihnen verzweifelt, weil sie schon so viel versucht und ausprobiert hatten. Und oftmals reicht bereits eine kleine Stuhlprobe, um deine Beschwerden besser verstehen zu können. Zu Beginn einer Beratung ist eine umfangreiche Anamnese sehr wichtig. Welche Untersuchungen hast du als Patientin bereits hinter dir? Gibt es Vorbefunde wie Blutwerte, Befunde aus der Allergologie, Stuhlanalysen oder von bereits stattgefundenen Magen- und Darmspiegelungen?

---

[2] Histaminintoleranz.ch, Mastozytose.de, Institut für medizinische Diagnostik Berlin

Bei einer ausführlichen Anamnese wird genauestens geschaut, welche Beschwerden dich zu einer Ernährungsberatung führen und es werden mit dir einmal ganz in Ruhe Angaben über deine Haut, den Mund, die Atemwege, den Magen-Darmtrakt, das zentrale Nervensystem bis hin zum Herz-Kreislauf besprochen.

Oftmals konzentrierst du dich auf das für dich prägendste, belastendste Symptom. Während einer solch ausführlichen Anamnese kommen dann häufig viele weitere kleine Beschwerden hinzu, welche dich ebenfalls tagtäglich begleiten. Umso wichtiger ist es, ganzheitlich zu schauen und sich dafür ausreichend Zeit zu nehmen. Anschließend können eine individuelle Blutentnahme sowie die Einsendung einer Stuhlprobe sinnvoll sein.

Ebenfalls sinnvoll ist das Führen eines Ernährungstagebuches über mehrere Tage. Hierbei ist es wichtig, dass du darauf achtest, Arbeitstage sowie arbeitsfreie Tage wie das Wochenende oder Urlaub integriert zu haben. So hat deine Ernährungsberaterin einen ersten Eindruck, ob eventuelle Beschwerden zeitlich begrenzt sind, etwa ob sie nur während der Arbeitszeit oder ganz unabhängig vom Alltag auftreten. Sprich auch an den Wochenenden, an freien Tagen, während eines Urlaubs oder mitunter sogar nachts.

Durch eine ausführliche Anamnese, individuelle Laborbefunde sowie die Auswertung deines Ernährungstagebuches ist es euch im Anschluss gemeinsam möglich, das große Ganze zu betrachten.

Beschwerdebilder aufzudecken, dich gegebenenfalls an eine professionelle ärztliche Adresse weiterzuleiten, oder aber auch über eine gezielte und für dich angepasste Ernährungs- und Lebensumstellung positive Veränderungen und eine Linderung deiner Beschwerden arbeiten.

Gerade in den Bereichen Blutuntersuchungen und Stuhlanalysen ist es wichtig, sich von einem Arzt, einer Heilpraktikerin oder einer geeigneten Praxis für Ernährungsberatung ausführlich beraten zu lassen. Nicht jeder Arzt ist für jedes Einzelne deiner Symptome zuständig. Jedoch haben wir hier den großen Vorteil, dass viele angeforderte Untersuchungen seitens des Labors von den jeweiligen Krankenkassen übernommen werden und oftmals nur in gewissen Ausnahmen eine eventuelle Zuzahlung für den Patienten notwendig ist.

Bei einer Heilpraktikerin oder auch einer geeigneten Praxis für Ernährungsberatung sind Laborleistungen hingegen in der Regel eine Privatleistung / Selbstzahlerleistung, welche du als Patient aus deiner eigenen Tasche zahlen musst. Hierzu ist es für dich als Patient wichtig zu wissen: Alles kann, nichts muss!

Selbstzahlerpraxen können dir eine Empfehlung aussprechen – ob du diese annehmen möchtest oder in welchem Umfang eine Laborleistung für dich finanziell infrage kommt, entscheidest du ganz alleine für dich.

Hierfür kommen zum Beispiel auch Untersuchungen in Etappen infrage, je nachdem, welche Beschwerden dich begleiten und was deine finanziellen Möglichkeiten sagen. Von Praxen und Beraterinnen, bei denen du dich eventuell unter Druck gesetzt fühlst, diverse Selbstzahler-Leistungen in Anspruch nehmen zu müssen, solltest du Abstand nehmen.

Für die Untersuchung, sprich Blutentnahme und Einsendung deines Blutes, gehst du, wie du es wahrscheinlich bereits von vorherigen Erfahrungen kennst, in deine jeweilige Praxis. Das Einsenden deiner Stuhlprobe kann als Selbstzahler-Variante ganz bequem in deinem Zuhause erfolgen. Hierfür bekommst du alle notwendigen Utensilien von der Praxis mit und du hast so die Möglichkeit, ganz in Ruhe und in deinem gewohnten Umfeld eine Probe deines Stuhls selbstständig abzufüllen. Hierzu bekommst du in der Regel Stuhlröhrchen mit einem integrierten Löffel mit nach Hause, welcher dir das Abfüllen deiner Probe erleichtert. Auch ein Stuhlauffänger, den du in deiner Toilette einhängen kannst, sowie ein ausgefüllter Laborschein inklusive frankierter Versandtasche ist hier üblicherweise dabei.

Ich persönlich finde es wichtig, die Probe zwischen Montag und Mittwoch zu entnehmen, um zu gewährleisten, dass diese über den Postweg pünktlich im Labor ankommt und nicht mehrere Tage (z.B. übers Wochenende) in einem Briefkasten feststeckt.

Für einige Stuhluntersuchungen ist es erforderlich, diese nach der Entnahme erneut in die Praxis zu bringen. Dort wird die Probe dann zeitnah von einem Laborfahrer in Empfang genommen bzw. abgeholt.

Wichtig ist es, dass du eine Stuhlprobe immer aus mehreren Abschnitten deines Stuhls entnimmst!
Vorne, Mitte, hinten, oben, unten …
Hauptsache, die Probe wurde von verschiedenen Stellen ins Röhrchen übertragen. So ist eine genauere Untersuchung möglich.

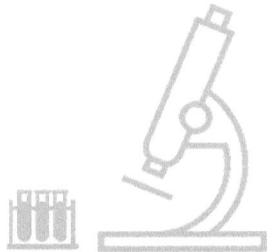

Gerne unterteile ich für dich die Stuhlanalyse je nach Ausgangslage und Verdacht in folgende Bereiche:

Allergie

- Histamin im Stuhl
- Histaminbildner
- EDN/EPX

Chronischer Durchfall

- Alpha-1-Antitrypsin
- Calprotectin
- EDN/EPX
- Gallensäuren
- Lactoferrin
- Lysozym
- Pankreas-Elastase-1
- Parasiten
- Verdauungsrückstände

Entzündungen

- ß-Defensin-2
- Calprotectin
- Gallensäuren
- Helicobacter pylori
- Histamin im Stuhl
- Lactoferrin
- Lysozym

Verstopfung

- Alpha-1-Antitrypsin
- Lactoferrin
- Lysozym
- Parasiten
- Verdauungsrückstände

Schleimhautdurchlässigkeit – Leaky-Gut

- Alpha-1-Antitrypsin
- ß-Defensin-2
- Calprotectin
- Gallensäuren
- Histamin im Stuhl
- sekretorisches Immunglobulin A
- Zonulin

Gerade bei erhöhten Calprotectin- und Zonulin Werten im Stuhl ist von einer akuten Entzündung im Darm auszugehen, welche bei einem Reizdarmsyndrom nicht vorliegt.

Das Gleiche gilt für ß-Defensin-2. Auch hier geben uns erhöhte Werte eine klare Differenzierung und Abgrenzung zum Verdacht Reizdarm.

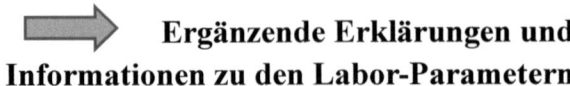 **Ergänzende Erklärungen und Informationen zu den Labor-Parametern**

Labor Parameter	Erklärung
Alpha-1-Antitrypsin	Untersuchung auf erhöhte Schleimhautdurchlässigkeit
Calprotectin	Marker für akute Entzündungen im Darm
EDN/EPX	Marker für intestinale Entzündungen vor allem bei allergischem Geschehen und bei Parasitenbefall
Gallensäuren	Untersuchung auf vermehrte Ausscheidung von Gallensäuren im Stuhl. Diese sind für die Fettverdauung im Dünndarm essenziell.
Helicobacter pylori	Bakterium
Histaminbildner	Nachweis über Histamin-bildende Bakterien
Histamin im Stuhl	Nachweis über Histaminbelastung

Lactoferrin	Untersuchung auf entzündliche Prozesse an der Darmschleimhaut
Lysozym	Untersuchung auf entzündliche Prozesse an der Darmschleimhaut
Pankreas-Elastase-1	Untersuchung und Beurteilung der exokrinen Pankreasfunktion (Bauchspeicheldrüsenschwäche)
Parasiten	Mikroskopische Untersuchung auf Wurmeier und Tierchen im Stuhl
sekretorisches Immunglobulin A	Untersuchung auf die Funktionsfähigkeit des darmassoziierten Immunsystems (gut 80 % unserer Immunzellen befinden sich im Darm)
Verdauungsrückstände	Nachweis unverdauter Nahrungsbestandteile im Stuhl – dazu gehören vor allem Fette, Eiweiße und Zucker
Zonulin	Untersuchung auf erhöhte Schleimhautdurchlässigkeit

ß-Defensin-2	Untersuchung auf die Funktionsfähigkeit der Schleimhautabwehr

Ebenso relevant wie eine gründliche Stuhlanalyse, ist bei chronischen Magen-Darmbeschwerden eine ebenso ausführliche Blutanalyse. Auch hier ist es wichtig, über den schulmedizinischen Tellerrand hinauszuschauen und gegebenenfalls als Selbstzahler ein Labor aufzusuchen.

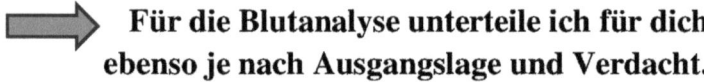 **Für die Blutanalyse unterteile ich für dich ebenso je nach Ausgangslage und Verdacht.**

- CRP
- Histamin
- Diaminooxidase (DAO)
- Transglutaminase IgA/IgG
- Gesamt-IgA
- Weizenallergie IgE
- Gesamt-IgE
- Tryptase

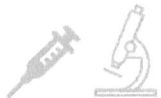

Labor Parameter	Erklärung
CRP	ist erhöht, wenn Entzündungsprozesse im Körper vorliegen
Diaminooxidase (DAO)	bei Verdacht auf Histaminintoleranz
Gesamt-IgE	bei Verdacht auf allergische Prozesse im Körper
Histamin	bei Verdacht auf Histaminintoleranz
IgA	bei Verdacht auf Zöliakie/ Gluten-Unverträglichkeit
Transglutaminase IgA/IgG	bei Verdacht auf Zöliakie/ Gluten-Unverträglichkeit
Tryptase	bei Verdacht auf allergische Prozesse im Körper
Weizenallergie IgE	bei Verdacht auf Gluten-Unverträglichkeit

Auch die Versorgung mit lebenswichtigen Vitaminen und Mineralstoffen sollten wir nicht außer Acht lassen. Eine Unterversorgung können wir im Blutbild einfach feststellen. Vitamine und Mineralstoffe sind an sämtlichen Stoffwechselvorgängen in deinem Körper beteiligt. Sie stärken dein Immunsystem, unterstützen die Blutbildung in deinem Körper und bauen immer wieder neue Zellen auf, welche für deine Knochen, Zähne und Muskeln unverzichtbar sind.
Aber: Sowohl eine Unterversorgung als auch eine Überversorgung kann zu verschiedenen körperlichen Beschwerden führen. Da unser Körper, bis auf eine Vitamin-D-Aufnahme über die Sonne, Vitamine und Mineralstoffe nicht selbst bilden kann, ist es besonders wichtig, diese in ausreichender Menge über deine Nahrung aufzunehmen, oder gegebenenfalls nach Rücksprache mit deinem Arzt in Form von Nahrungsergänzungsmitteln zu supplementieren.

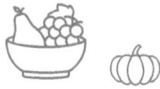 **Vitamine & Mineralstoffe**

- Vitamin D
- Vitamin C
- B-Vitamine (u. a. B6 und B12)
- fettlösliche Vitamine A, D, E, K
- Biotin (Vitamin H)
- Natrium
- Kalium
- Calcium
- Magnesium
- Selen
- Zink
- Kupfer
- Folsäure
- Eisen
- Jod
- Coenzym Q10[3]

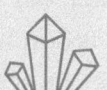

---

[3] Institut für medizinische Diagnostik Berlin, biovis Diagnostics, Mastozytose.de

Das Gallensäureverlustsyndrom

Hast du dich über den medizinischen Tellerrand hinausgewagt, kann es dir tatsächlich gelingen, eine Diagnose abseits vom Verdacht Reizdarm zu finden.

An dieser Stelle möchte ich ganz explizit auf das Gallensäureverlustsyndrom eingehen. Gerade wenn du unter jahrelangen chronischen Durchfällen leidest, sollte bei einer Stuhlanalyse ganz genau auf die Gallensäuren geachtet werden, da ein Gallensäureverlustsyndrom eben dazu führen kann!

Erhöhte Gallensäurewerte im Stuhl zeigen uns deutlich, dass etwas in unserem Dünndarm nicht stimmt. Normalerweise sind Gallensäuren für unsere Fettverdauung essenziell, denn der Gallensaft wird nach der Nahrungsaufnahme in den Dünndarm abgegeben und hilft uns dort bei der Verdauung von Fetten. Täglich produziert unser Körper in der Leber 500 bis 700 ml Gallensäure. Von dort aus gelangt die Gallensäure während unseres Verdauungsprozesses über die Gallengänge in unseren Dünndarm und durch eine Rückresorption (Wiederaufnahme) im letzten Abschnitt des Dünndarms wieder zurück in die Leber. Diesen Vorgang nennen wir enterohepatischen Kreislauf.

Die Leber produziert Gallensäuren und gibt diese über den Gallengang in unseren Dünndarm ab. Dort helfen die Gallensäuren uns bei der Verdauung von Fetten und werden anschließend zurück zur Leber transportiert.

Enterohepatischer Kreislauf vereinfacht dargestellt

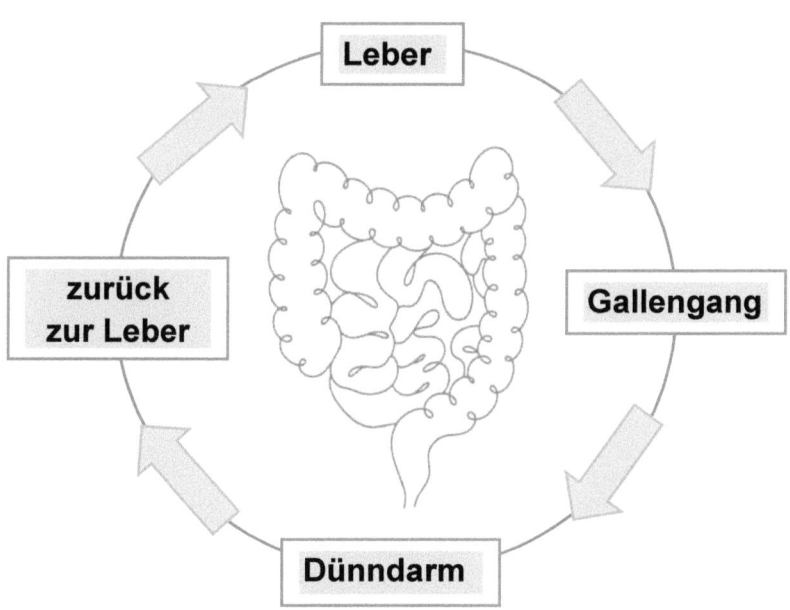

Zwischen unserer Leber, der Galle und unserem Darm findet eine ständige Zirkulation und Rückresorption statt. Tatsächlich werden täglich nur etwa 0,5 g der Gallensäuren über unseren Stuhl mit ausgeschieden und über 90 % werden rückresorbiert. Allerdings gibt es auch Menschen, bei denen dieser Vorgang gestört ist und keine vernünftige Rückresorption stattfindet. Bei Betroffenen ist die Wiederaufnahme der Gallensäuren in die Leber beeinträchtigt.

Das Fazit: Die Gallensäuren gelangen ungestoppt in unseren Darm und können dort enorme Beschwerden auslösen. Betroffene haben oftmals bereits einen jahrelangen hohen Leidensdruck hinter sich.

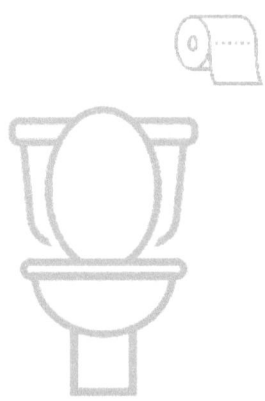

Symptome:

- chronischer Durchfall, der bereits über Jahre anhaltend sein kann
- schmerzhafter Durchfall mit heftigen Bauchschmerzen und Krämpfen
- wässriger Durchfall
- Fettstühle
- dringender Toilettengang, welchen man nicht kontrollieren und/oder aufhalten kann
- zahlreiche Stuhlgänge am Tag sowie in der Nacht
- wunder Analbereich
- Völlegefühl / Übelkeit
- stark geblähter Bauch sowie Blähungen
- Vitamin-B-12-Mangel
- Mangel an fettlöslichen Vitaminen A, D, E und K
- Müdigkeit
- Energieverlust
- Konzentrationsbeschwerden
- Gewichtszunahme oder Gewichtsverlust (beides ist möglich)
- Schmerzen im Körper
- Muskelschwäche
- dauerhaftes Krankheitsgefühl/extremes Unwohlsein
- Kurzatmigkeit
- diverse Lebensmittelunverträglichkeiten

Viele Betroffene leiden dermaßen unter ihren Beschwerden, dass sie sich immer mehr isolieren. Ihr soziales Leben und Umfeld leidet, Treffen mit der Familie oder den Freunden werden nicht mehr wahrgenommen. Ausflüge und Urlaube sind oftmals nicht mehr möglich. Die Arbeitsfähigkeit nimmt stark ab und manchmal droht sogar ein Arbeitsplatzverlust. Oftmals kommen Traurigkeit, psychische Verstimmungen oder sogar Depressionen hinzu.

Die Beschwerden und Symptome des Gallensäureverlustsyndroms ähneln denen des Reizdarmsyndroms sehr – dies führt dazu, dass unendlich viele Patienten diese Diagnose erhalten und ihr ganzes Leben leiden. Durch die Ähnlichkeit der Symptome bleibt das Gallensäureverlustsyndrom oft unerkannt. Das liegt leider auch daran, weil das Gallensäureverlustsyndrom im Vergleich zum sehr weit verbreiteten Reizdarm eine bisher eher unbekannte bzw. wenig diagnostizierte Erkrankung ist, die in standardisierten Praxis-Prozessen noch nicht zur Routine gehört. Oftmals wird das Gallensäureverlustsyndrom dadurch erst sehr spät erkannt und die Diagnose gestellt.

Dabei gibt es für das Gallensäureverlustsyndrom eine gute Behandlung, die vielen Menschen wieder ein angenehmes, beschwerdefreies Leben ohne anhaltende chronische Durchfälle verschaffen könnte!

Die richtige Diagnostik

Das Gallensäureverlustsyndrom ist mitunter zunächst schwierig und zeitintensiv zu identifizieren. Sind dein Arzt und du jedoch auf der richtigen Fährte, ist die Diagnostik greifbar und zügig gestellt. Du solltest vorab wissen, dass ein Gallensäureverlustsyndrom weder in einer gastroskopischen noch in einer koloskopischen Untersuchung entdeckt werden kann. Die einfachste und zunächst leichteste Form der Diagnostik ist eine Stuhlanalyse auf Gallensäuren. Zur Sicherheit und Verlaufskontrolle kannst du diese Untersuchung auch mehrmals durchführen lassen. Diese Stuhlanalyse wird von den Krankenkassen bezahlt und du kannst sie ganz einfach bei deiner Hausärztin durchführen lassen.

Alternativ kannst du die Untersuchung als Selbstzahler selbst durchführen lassen. Die Stuhlanalyse auf Gallensäuren ist erschwinglich und wird in beinahe jedem Labor angeboten. Es gibt im Internet diverse Anbieter, bei denen du dir ein Stuhl-Set nach Hause schicken lassen kannst, die Stuhlentnahme durchführst und das Röhrchen dann postalisch zurück ins Labor schickst. Achte bei diesen Verfahren bitte darauf, dass du wie bereits in einem vorherigen Kapitel erwähnt, deine Probe zwischen Montag und Mittwoch einsendest. So kommt diese zeitnah im Labor an und du vermeidest, dass sie eventuell übers Wochenende im Briefkasten liegt und somit die Werte verfälscht sein könnten.

Wenn du deine Ergebnisse der Stuhluntersuchung erhältst, kannst du im Normalfall deinen im Stuhl nachgewiesenen Wert an Gallensäuren erlesen sowie den eigentlichen Normwert. Solltest du dir jedoch beim genauen Erlesen und Unterteilen der angegebenen Werte unsicher sein, suche mit deinen Laborwerten gerne deinen zuständigen Gastroenterologen oder deine zuständige Hausärztin auf. Diese werden mit dir sachgemäß und verständlich die Ergebnisse besprechen.

Wenn die Gallensäuren in deiner Stuhlanalyse erhöht sind, gehst du den nächsten Schritt – die „goldene Standarduntersuchung", um ein Gallensäureverlustsyndrom zu diagnostizieren. Auch diese wird von den Krankenkassen übernommen. Du benötigst dazu jedoch einen Überweisungsschein deiner Ärztin – und zwar für einen SeHCAT-Szintigraphie-Test. Hierbei handelt es sich um eine nuklearmedizinische Untersuchung für den Nachweis eines Gallensäureverlustsyndroms. Er wird zwar nicht von allen medizinischen Einrichtungen angeboten, aber du kannst ihn durchaus in einigen Kliniken oder nuklearmedizinischen Praxen in Deutschland durchführen lassen. Recherchiere hierzu einfach im Internet nach einer Einrichtung in deiner Umgebung!

Bei einer szintigraphischen SeHCAT-Untersuchung werden Vorgänge und Strukturen im Körper mit Hilfe von Bildinformationen präzise und zuverlässig sichtbar gemacht. Die genaue Untersuchung ist risikoarm und bereitet keinerlei Schmerzen.

Für eine SeHCat-Untersuchung ist es notwendig, eine Kapsel mit einem minimalen Anteil an radioaktiven Wirkstoffen einzunehmen, auch Radiopharmakon genannt. Dieses Mittel verhält sich im Körper wie Gallensäure und gibt eine geringe Menge an Strahlung ab. Sein Verbleib im Körper wird mittels einer sogenannten Gammakamera festgehalten, was Aufschluss über ein Gallensäureverlustsyndrom geben kann.[4] Diese Medikamente beeinflussen deine Körperfunktion nicht und auch die Menge an radioaktiver Strahlung bei nuklearmedizinischen Untersuchungen ist sehr gering. Nach der Untersuchung kannst du deinem Körper bei der Ausscheidung des Radiopharmakons behilflich sein, indem du viel trinkst.

Auch Kinder können bereits nuklearmedizinisch untersucht werden. In diesem Fall wird die Dosierung des Medikaments dem Alter und dem Gewicht des Kindes entsprechend angepasst.

Die Aufnahmen werden anschließend von einem Arzt beurteilt und exakt befundet.

Bei einer Schwangerschaft ist von einer nuklearmedizinischen Untersuchung abzuraten, da ein Fötus empfindlicher auf Strahlenbelastung reagiert.

---

[4] Fachgesellschaft für Ernährungstherapie und Prävention FET, Labor enterosan, biovis Diagnostics, Institut für medizinische Diagnostik Berlin, Klinikum Ernst-von-Bergmann- Nuklearmedizin

Der Ablauf der SeHCAT-Szintigraphie

Wenn du vorhast, für dich einen SeHCAT-Szintigraphie-Termin zu vereinbaren, solltest du dir an diesem Tag nichts weiter vornehmen. Diese Untersuchung ist sehr zeitintensiv, aber keine Sorge, sie ist mit keinerlei Schmerzen verbunden. Insgesamt gibt es zwei Termine in der Nuklearmedizin. Zwischen beiden liegen in der Regel sieben Tage.

Ablauf Termin 1

Du solltest zur Untersuchung vollkommen nüchtern sein und auch über den kompletten Zeitraum des Tages nüchtern bleiben. Am Tag der Untersuchung selbst fährst du dreimal in die Klinik oder die Praxis, welche die Szintigraphie bei dir durchführt.

Uhrzeit 1: Du bekommst zur oralen Einnahme eine mit künstlicher Gallensäure gefüllte Hartkapsel. Anschließend kannst du für einige Stunden wieder nach Hause.

Uhrzeit 2: Es erfolgt die erste Aufnahme mittels dem szintigraphischen Verfahren. Nach der ersten Aufnahme kannst du erneut für einige Stunden nach Hause.

Uhrzeit 3: Eine zweite szintigraphische Aufnahme erfolgt. Um die Ergebnisse nicht zu verfälschen, ist erst nach Abschluss dieser Aufnahme eine Nahrungsaufnahme und Flüssigkeitszufuhr wieder möglich.

Ablauf Termin 2

Nach sieben Tagen gehst du erneut für eine szintigraphische Aufnahme in die Nuklearmedizin. Bei dieser letzten Aufnahme kann nun festgestellt werden, ob die vor einer Woche oral eingenommene künstliche Gallensäure an ihrem Platz geblieben ist und dein enterohepatischer Kreislauf richtig funktioniert, oder ob sich die künstliche Gallensäure einen Weg durch deinen Verdauungstrakt gesucht und du diese ausgeschieden hast. In diesem Fall liegt ein Gallensäureverlustsyndrom vor und die Diagnostik anhand der SeHCAT-Untersuchung ist abgeschlossen und gesichert.

Leider kann diese Untersuchung nicht bei allen Patienten durchgeführt werden.

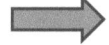 **Eine Kontraindikation besteht bei:**

- einer Überempfindlichkeit gegenüber der künstlichen Gallensäure (Radiopharmakon)
- Schwangerschaft
- Stillzeit
- schweren Funktionsstörungen der Leber
- Cholestase

Am besten klärst du eventuelle Kontraindikationen vorab mit deinem zuweisenden Arzt ab, und besonders bei Kindern und Jugendlichen besprich dein Anliegen mit der behandelnden Kinderärztin.

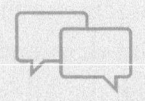

Die Differenzierung zwischen einem Reizdarm und einem Gallensäureverlustsyndrom

Reizdarm	Gallensäureverlustsyndrom
Unter einem Reizdarm verstehen wir Verdauungsbeschwerden, welche oftmals mit Durchfällen, Verstopfung oder Wechselstühlen einhergehen.	Unter einem Gallensäureverlustsyndrom verstehen wir anhaltende chronische Verdauungsbeschwerden in Form von schweren Durchfällen.
Ursache: Die genauen Ursachen sind bisher weitestgehend unbekannt. Auslösende Faktoren wie u.a. Stress oder eine bakterielle Fehlbesiedlung des Darms kommen infrage.	**Ursache:** Bei dem Gallensäureverlustsyndrom liegt eine gestörte Rückresorption der Gallensäuren vor. Dadurch gelingt Gallensaft in den Darm.

Reizdarm	Gallensäureverlustsyndrom
Symptome: - Verdauungsbeschwerden - Veränderungen des Stuhlgangs - Gefühl einer unvollständigen Darmentleerung - weicher bis dünner Stuhl - Durchfälle - Verstopfung - Wechselstühle - häufiger Stuhlgang - Bauchschmerzen - Bauchkrämpfe - Blähungen - unangenehmes Völlegefühl - KEINE nächtlichen Stuhlgänge/Beschwerden	**Symptome:** - chronische Durchfälle, oftmals bereits über Jahre bestehend - heftige Bauchschmerzen und Krämpfe - wässriger, gelblicher, schaumiger, übelriechender oder explosiver Stuhlgang - Fettstühle - dringender Toilettengang, welchen man nicht kontrollieren und/oder aufhalten kann - zahlreiche Stuhlgänge am Tag - nächtliche Stuhlgänge - Völlegefühl / Übelkeit - stark geblähter Bauch - Blähungen - Vitamin-B-12-Mangel - Mangel an fettlöslichen Vitaminen A, D, E und K

Reizdarm	Gallensäureverlustsyndrom
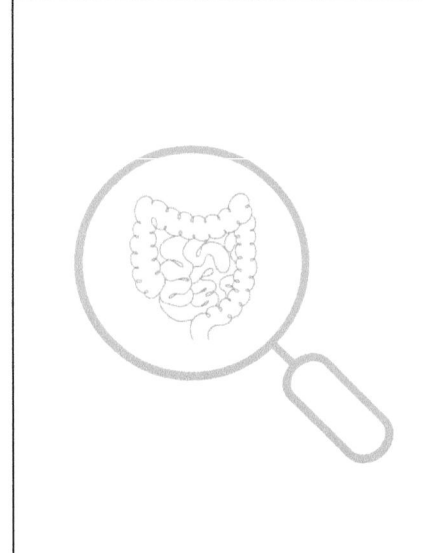	<ul><li>Müdigkeit</li><li>Energieverlust</li><li>Konzentrationsbeschwerden</li><li>Gewichtszunahme oder Gewichtsverlust (beides ist möglich)</li><li>Schmerzen im Körper</li><li>Muskelschwäche</li><li>dauerhaftes Krankheitsgefühl</li><li>extremes Unwohlsein</li><li>Kurzatmigkeit</li><li>diverse Lebensmittelunverträglichkeiten</li></ul>

Reizdarm	Gallensäureverlustsyndrom
Diagnose: Um die Diagnose Reizdarmsyndrom, kurz RDS zu stellen, wurden zuvor vom Arzt alle anderen in Betracht kommenden und zu den Symptomen passenden Erkrankungen als Ursache der Beschwerden ausgeschlossen.	**Diagnose:** Schritt 1: Stuhlanalyse auf Gallensäuren Schritt 2: SeHCAT-Test (Szinigraphische Untersuchung)
Therapie: Anhand der nachfolgenden Therapievorschläge ist es möglich, einen Reizdarm positiv zu beeinflussen und eine Linderung der Beschwerden zu erzielen. • Darmberuhigende Tees und Nahrungsmittel wie u. a. Anis-Fenchel-Kümmel-Tee, Kamillentee, Reis, Kartoffeln, Flohsamenschalen,	**Therapie:** Ein Gallensäureverlustsyndrom ist bisher nicht heilbar und Bedarf einer lebenslangen und dauerhaften Einnahme von Gallensäurebindern. Zusätzliche, individuelle probiotische Unterstützung ist eine sinnvolle Ergänzung, um deinen Darm optimal zu stärken und zu schützen.

Reizdarm	Gallensäureverlustsyndrom
Weizen- und Haferkleie, Lein- und Chiasamen, Bananen, Beerenfrüchte, Lauch, Knoblauch - Probiotika - Caricol – ein Naturprodukt aus Bio-Papayafrüchten, bestens zur dauerhaften Unterstützung einer geregelten Verdauung geeignet; es legt sich wie eine innere Salbe in deinen Verdauungstrakt - Vermeidung von Stress - Entspannungsübungen - Meditation - Yoga - ggf. unterstützend eine psychotherapeutische Behandlung und/oder die Einnahme von Antidepressiva	Einnahme von gallensäurebindenden Medikamenten nach Rücksprache mit deinem Arzt, die die Beschwerden lindern oder stoppen können. 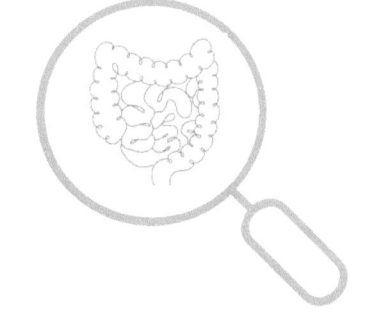

Sollte sich bei dir tatsächlich die Diagnose Reizdarm herausstellen, kann die Einnahme von Probiotika hilfreich sein. Eine Liste an Probiotika, mit denen ich sehr gute Erfahrungen gemacht habe, habe ich dir am Ende des Buches angehängt.

Auch bei einer gesicherten Diagnose des Gallensäureverlustsyndroms ist eine probiotische Unterstützung durchaus sinnvoll, um bereits entstandene Entzündungen in der Darmschleimhaut zu regulieren.

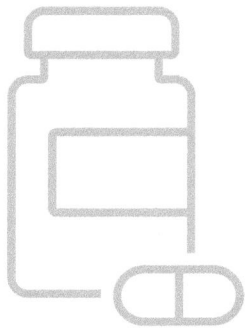

Reizdarm war gestern!

Nach der gesicherten Diagnose des Gallensäureverlustsyndroms kannst du dein Leben neu angehen. Denn es gibt Hilfe und deine Symptome und Durchfälle sind behandelbar!

Je nachdem, wie schwerwiegend dein Gallensäureverlustsyndrom ist, kann es unter Absprache mit deinem behandelnden Arzt zu einer enormen Linderung durch die Gabe von gallensäurebindenden Arzneimitteln sowie Nahrungsergänzungsmitteln kommen. Bei einem sehr leichten Gallensäureverlustsyndrom kannst du es zunächst mit der Einnahme von indischen Flohsamenschalen versuchen. Ich habe gute Erfahrungen mit den indischen Flohsamenschalen Flosano sowie den indischen Flohsamenschalen Mucofalk Apfel Granulat gemacht. Sollte dir die Einnahme von indischen Flohsamenschalen zu keiner Linderung deiner Beschwerden verhelfen, kannst du es zunächst mit leichten Arzneimitteln versuchen.
Auch diese Einnahme erfolgt bitte unter vorheriger Rücksprache mit deiner Ärztin. Besonders gut eignen sich hierfür Heilerde-Kapseln, etwa von Luvos, und Myrrhinil-Intest-Tabletten – ein natürliches Gallensäurebindemittel aus Myrrhe, Kamillenblüten und Kaffeekohle. Auch ein Kaffekohle-Präparat kann helfen, ich verwende gerne das von Carbo Königsfeld.

Solltest du jedoch auch unter einer dieser Arzneimitteleinnahmen keine Verbesserung deiner anhaltenden Durchfälle verspüren, steht dir ein weiteres, verschreibungspflichtiges Medikament namens Cholestyramin zur Verfügung. Ein Rezept hierfür sowie deine persönliche Einnahmeempfehlung erhältst du bei deiner Gastroenterologin oder deinem Hausarzt. Spätestens damit solltest du eine signifikante Linderung deiner Beschwerden empfinden und mit der Zeit auch eine deutliche Verbesserung deiner Lebensqualität bemerken.

Cholestyramin wird zur konkreten Behandlung bei Resorptionsstörungen der Gallensäure und Fettstoffwechselstörungen eingesetzt. Es handelt sich hierbei um ein Pulver, welches deine Gallensäure bindet und so deine Beschwerden gezielt lindert. Die gebundene Gallensäure scheidest du anschließend ganz einfach über deinen Urin und Kot aus. Im Urin können wir diesen Vorgang tatsächlich richtig beobachten, denn dieser ist bei der Ausscheidung beinahe neongelb. Cholestyramin ist ein Pulver, dass du dir in einem Glas Wasser oder verdünnten Saft einrührst. Ich muss zugeben, es schmeckt nicht besonders gut. Aber: Es hilft!

Je nachdem, wie stark dein Gallensäureverlustsyndrom ist, wird das Pulver ein- bis fünfmal täglich eingenommen. Deine individuelle, auf dich abgestimmte Einnahme besprich bitte unbedingt mit deiner Gastroenterologin. Unter der Einnahme von Cholestyramin sind auch einige Nebenwirkungen zu beobachten. Zu der häufigsten Nebenwirkung zählen vor allem Verstopfungen, welche sich jedoch verbessern, wenn man seine Dosierung anpasst. [5]

---

[5] Labor Enterosan, Fachgesellschaft für Ernährungstherapie und Prävention FET

Im weiteren Verlauf ist es sinnvoll, MCT-Öle und Fette zu verwenden. Dabei handelt es sich um mittelkettige Fettsäuren. Diese Fette werden im Darm schneller gespalten und werden so von deiner Dünndarmschleimhaut schneller ins Blut aufgenommen. Sie benötigen im Gegensatz zu herkömmlichen Ölen und Fetten demnach einen viel geringeren Verdauungsaufwand und werden von deinem Körper schneller in Energie umgewandelt. Sie sind daher besser verdaulich und dadurch für dich verträglicher.

> Das Wichtigste: MCT-Fette werden ohne die Hilfe von Gallensäuren verdaut.

Wenn du jetzt das Internet nach MCT-Ölen durchforstest, bekommst du womöglich einen Schreck, wenn du die Preise siehst.
Keine Panik! Wenn du eine gesicherte Diagnose des Gallensäureverlustsyndroms hast, kann deine Hausärztin dir für diese Sondernahrungsmittel ein Rezept ausstellen.

Informiere dich gerne vorab bei deiner Apotheke vor Ort oder im Internet, ob diese MCT-Produkte bezogen werden können. Da die Abrechnung der Rezepte für MCT-Produkte recht kompliziert ist, können diesen Service leider nicht alle Apotheken anbieten. In der Regel sendest du dein Rezept zu einer ausgewählten Apotheke und du erhältst deine Öle und Fette anschließend postalisch zugesandt.

Hier darf ich dir einen tollen Tipp geben: Die Turm-Apotheke in Rosbach vor der Höhe ist eine Apotheke, bei der du dein Rezept für Produkte der Firma Dr. Schär postalisch einsenden kannst und im Anschluss deine MCT-Produkte direkt von der Firma Dr. Schär zugesandt bekommst. Der Inhaber ist ausgesprochen freundlich und informiert dich gerne über den Ablauf, die Vorgehensweise und die Abrechnung deiner Bestellung.

Die ballaststoffreiche Ernährung

Bei einem Gallensäureverlustsyndrom kann es dir sehr helfen, dich ballaststoffreich und fettarm zu ernähren. Wir sprechen hier von einer maximalen Fettaufnahme von 35 g täglich. Das ist allerdings nicht viel und kaum zu realisieren. Viel wichtiger ist es, darauf zu achten, dass wir das Richtige zu uns nehmen, und nicht übermäßig viele Fette durch Fast Food, Fertigprodukte, Kuchen und Torten oder ähnliches konsumieren.

Eine ballaststoffreiche Ernährung dient unseren guten Darmbakterien als Nahrung. Diese können sich mit einer ballaststoffhaltigen Nahrungsaufnahme umso besser vermehren und in unserem Darm fest ansiedeln. Das wiederum fördert eine gesunde Darmflora. Zudem fördern Ballaststoffe unsere Verdauung, sind nahezu fettfrei und halten uns lange satt. Zusätzlich binden sie Gallensäuren auf natürliche Weise.

Zu den Top-Ballaststoff-Lieferanten, mit einem Fettgehalt von unter 1 g pro 100 g zählen

Obst	Ballaststoffe pro 100 g
Passionsfrucht	10 g
Holunderbeeren	7 g
Himbeeren	7 g
Johannisbeeren	4-7 g
Heidelbeeren	5 g
Stachelbeeren	4 g
Granatapfel	4 g
Kiwis	3 g
Feigen	3 g
Äpfel	2-3 g
Bananen	2-3 g
Erdbeeren	2 g
Weintrauben	1,6 g
Ananas	1,4 g

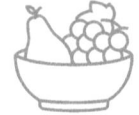

Gemüse	Ballaststoffe pro 100 g
Rosenkohl	4,4 g
Grünkohl	4 g
Paprika	3,6 g
Karotten	3 g
Blumenkohl	2 g
Brokkoli	2 g
Spinat	1,8 g
Spargel	1,4 g

Salate	Ballaststoffe pro 100 g
Feldsalat	1,5 g
Kopfsalat	1,4 g
Chicorée	1,3 g
Endivie	1,2 g
Eisbergsalat	0,6 g

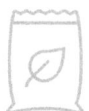

Zu den Top-Ballaststoff-Lieferanten, mit ungesättigten & mehrfach ungesättigten Fettsäuren zählen

Nüsse	Ballaststoffe pro 100 g
Mandeln	14 g
Pistazien	11 g
Haselnüsse	10 g
Pekannüsse	10 g
Macadamianüsse	9 g
Walnüsse	8 g

Ölsaaten	Ballaststoffe pro 100 g
Flohsamenschalen	84 g
Weizenkleie	43 g
Chiasamen	34 g
Leinsamen	27 g
Kürbiskerne	18 g
Sonnenblumenkerne	11 g
Haferflocken	11 g

Vollkornprodukte	Ballaststoffe pro 100 g
Vollkornnudeln	9 g
Roggenvollkornbrot	9 g
Weizenvollkornbrot	6 g

[6]

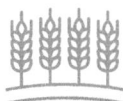

Vollkornprodukte aller Art sind allgemein gute Ballaststofflieferanten und sättigen dich zudem über einen längeren Zeitraum. Wenn du deinen Körper an eine ballaststoffreiche Ernährungsform gewöhnen möchtest, gehst du diese Umstellung am besten in kleinen Schritten an.

Zu Beginn einer ballaststoffreichen Ernährungsumstellung kommt es häufig zu körperlichen Beschwerden wie einem Blähbauch, Blähungen und/oder einem Völlegefühl. Dein Darm muss sich erst langsam an die Menge der aufgenommenen Ballaststoffe gewöhnen. Am besten steigerst du langsam den Anteil an Vollkornprodukten, je nachdem, wie sie dir bekommen. Im Anschluss erhöhst du nach und nach den Anteil von Rohkost wie Salaten und Obst.

---

[6] eat smarter, Deutsches Ernährungs- & Informationsnetz, Nährwertrechner, Yazio

Viele ballaststoffhaltige Nahrungsmittel wie u. a. Nüsse enthalten einen sehr hohen Fettgehalt. Nun sollst du bei einem Gallensäureverlustsyndrom jedoch auf Fette achten. Diese sind wiederum sehr wichtige Energielieferanten für deinen Körper. Zudem benötigst du Fette, um die lebenswichtigen fettlöslichen Vitamine A, D, E und K aufzunehmen. Fette legen sich wie eine schützende Hülle um deine Organe und dein Unterhaut-Fettgewebe lässt dich in der kalten Jahreszeit nicht so leicht frieren.

Regulierung der Fettzufuhr

Hier kommen wir zur zweiten wichtigen Maßnahme bei einem Gallensäureverlustsyndrom, die du selbst kontrollieren kannst – die tägliche Zufuhr von deinem Fettgehalt in der Nahrung. Die Fettzufuhrempfehlung bei dem Vorliegen eines Gallensäureverlustsyndroms liegt bei 35 g täglich. Eine derartige Beschränkung der maximalen Fettaufnahme von 35 g ist wirklich eine Herausforderung, da sich in beinahe jedem Nahrungsmittel versteckte Fette befinden. Nun gibt es verschiedene Arten von Fetten. Wir sprechen umgangssprachlich oftmals von sogenannten „guten" und „schlechten" Fetten. In der Ernährungsberatung nennt man diese gesättigte (ungesunde) und ungesättigte (gesunde) Fettsäuren.

Gesättigte Fettsäuren kann unser Körper selbst herstellen und du müsstest diese nicht zwingend durch Nahrungsmittel zuführen. Jedoch sind gerade diese ungesunden Fette, die dein Körper selbst produzieren kann, in vielen deiner täglichen Nahrungsmittel enthalten, wie zum Beispiel in Butter, Schmalz, Wurst, Käse, Schokolade, Süßwaren, Kokosöl, Palmöl und diversen Fertiggerichten.

Diese gesättigten Fettsäuren gelten als „ungesund", da sie oftmals für Übergewicht, erhöhte Cholesterinwerten, Diabetes und Herz-Kreislauf-Erkrankungen verantwortlich sind.

Im Gegensatz dazu stehen die ungesättigten (gesunden) Fette. Auch diese Fette baut dein Körper (dein Organismus) selbst zusammen. Gerade in Nüssen, Avocados, Samen, Fischen (wie Lachs, Hering, Makrele und Fischöl) sowie in vielen pflanzlichen Ölen wie Olivenöl stecken diese „guten" Fette. Diese gesunden Fette haben einen positiven Einfluss auf deinen Cholesterinspiegel und du solltest in einer ausgewogenen Ernährung auf eine Zufuhr dieser achten.

Tatsächlich gibt es noch eine weitere Variante von Fetten. Die sogenannten mehrfach ungesättigten Fette. Diese Fette können von deinem Körper nicht selbst hergestellt werden. Jedoch benötigt dein Körper mehrfach ungesättigte Fettsäuren dringend, da sie für deinen Zellbau sowie zur Produktion einiger deiner Gewebshormone zuständig sind. Du kannst diese lebenswichtigen Fette jedoch ausschließlich über die Nahrung aufnehmen. Zu den mehrfach ungesättigten Fettsäuren gehören die Omega-3- und Omega-6-Fettsäuren. Diese findest du vorwiegend in Fisch, in guten Ölen wie Leinöl, Olivenöl, Rapsöl oder Walnussöl, aber auch in extra hergestellten Omega-Ölen sowie in Avocados.

Du siehst, ganz ohne Fette geht es nicht. Auch bei einem Gallensäureverlustsyndrom benötigt dein Körper Fette, um zu funktionieren. Wähle für dich und für deine Gesundheit die richtigen, gesunden Fette. [7]

Ein kleiner Tipp: Listen machen dir das Leben leichter!

Jedoch kannst oder möchtest du diese eventuell nicht immer und überall dabeihaben, um nachzulesen oder zusammenzurechnen. Ich persönlich habe angefangen, hierfür eine App zu verwenden, in der ich meine Mahlzeiten exakt eintragen, meine Lebensmittel speichern und somit meine tägliche Zufuhr von Fetten im Auge behalten kann.

Die App heißt YAZIO. Eigentlich dient sie für diätische Zwecke und als Kalorienzähler, aber eben auch, um deinen täglichen Fettgehalt zu beobachten. Dieser ist sogar unterteilt in gesättigte Fettsäuren, ungesättigte Fettsäuren und mehrfach ungesättigte Fettsäuren. Nebenbei wird dir die Aufnahme deiner Kohlenhydrate angezeigt, aufgeteilt in Ballaststoffe und Zucker.

Du siehst die Zufuhr deiner täglichen Eiweiße (Proteine) sowie deine Versorgung mit diversen Vitaminen und Mineralstoffen. Eine sehr gelungene und unterstützende App für einen Alltag ohne das konstante Mitführen von Listen.

---

[7] Zentrum der Gesundheit, Gesundheit.GV.AT

> **Kleiner Wissens-Tipp für die Frauen unter euch:**
> **Wusstest du, dass bereits der Verzehr von einer Avocado in der Woche deinen Hormonhaushalt regulieren, das heißt ins Gleichgewicht bringen kann? Bye-bye anhaltende Müdigkeit, Stimmungsschwankungen und Gewichts-Auf und -Abs und „Hello" zur Avocado.** [8]

Vergiss bei der ganzen Lebensumstellung- und -anpassung bitte *nie*: Dein Leben soll dir trotz deiner Erkrankung Spaß machen, Freude bereiten und Genuss bringen. Dazu gehören auch hin und wieder erlaubte Diätfehler. Deine Gallensäurebinder werden es dir verzeihen und ermöglichen, zu bestimmten Anlässen zu sündigen. Du darfst selbstverständlich mal eine Pizza bei deinem Lieblingsitaliener genießen, oder auf einer Feier vom leckeren Buffet essen. Auch das gehört zu deinem Leben dazu.

> Halte dir für solche Auszeiten einfach die kleine Info
> – alles in Maßen und nicht in Massen – im Hinterkopf.

Anbei habe ich für dich eine Auflistung mit verschiedenen Nahrungsmitteln, die dir beim **Einschätzen von Fetten** behilflich sein wird.

---

[8] Gesundheitsfakten Berlin

Obst	Fettgehalt pro 100 g
Ananas	0,2 g
Apfel	0 g
Aprikose	0,1 g
Banane	0,2 g
Birne	0,2 g
Blaubeeren	1 g
Brombeeren	1 g
Clementine	0,3 g
Datteln	0,5 g
Erdbeeren	0,4 g
Feige	0,4 g
Granatapfel	1 g
Grapefruit	0,1 g
Guave	0,5 g
Heidelbeeren	1 g
Himbeeren	0 g
Holunderbeeren	0,5 g
Honigmelone	0,1 g
Johannisbeeren	0 g
Kaki	0 g
Kirschen	0,3 g
Kiwibeere	

Kiwi	0,6 g
Kokosnuss	35 g
Limette	2,4 g
Litschi	0,5 g
Mandarinen	0,2 g
Mango	0,2 g
Maracuja	0 g
Mirabellen	0 g
Nektarinen	0,1 g
Orangen	0,2 g
Papaya	0,1 g
Pfirsich	0,1 g
Pflaumen	0,2 g
Physalis	0,7 g
Pomelo	0 g
Rhabarber	0,1 g
Stachelbeeren	0,2 g
Wassermelone	0 g
Weintrauben	0,3 g

Gemüse	Fettgehalt pro 100 g
Aubergine	0,2 g
Avocado	15 g
Blumenkohl	0,3 g
Dicke Bohnen	1,8 g
Grüne Bohnen	0 g
Broccoli	0,2 g
Chicorée	0 g
Chinakohl	0,2 g
Erbsen	0,5 g
Fenchel	0,3 g
Gurke	0,2 g
Grünkohl	0,8 g
Grüner Spargel	0,1 g
Kartoffeln	0 g
Karotten	0,2 g
Kichererbsen	7 g
Knoblauch	0,1 g
Knollensellerie	0,3 g
Kohlrabi	0,4 g
Kürbis	0-0,1 g
Lauchzwiebeln	0,5 g
Linsen	1,5 g

Oliven	14 g
Paprika	0-0,3 g
Pastinake	0,3 g
Peperoni	0,2 g
Pilze	0-0,4 g
Porree	0,2g
Radieschen	0,1 g
Romanesco	0,3 g
Rotkohl	0,2 g
Rote Beete	0,1 g
Rosenkohl	0,3 g
Sauerkraut	0,3 g
Sellerie	0,2 g
Spargel	0,1 g
Spinat	0,3 g
Spitzkohl	0 g
Spitzpaprika	0,2 g
Steckrüben	0,2 g
Süßkartoffeln	0,6 g
Tomaten	0,2 g
Weißkohl	0,2 g
Wirsing	0,3 g
Zucchini	0,4 g
Zwiebeln	0,3 g

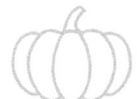

Salate	Fettgehalt pro 100 g
Blattsalat	0,1 g
Eisbergsalat	0,3 g
Endiviensalat	0,2 g
Feldsalat	0,4 g
Kopfsalat	0,2 g
Lollo Rosso	0,1 g
Radicchio	0,1 g
Römersalat	0,2 g
Rucola	0,7 g

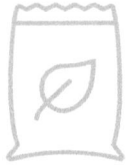

Kräuter	Fettgehalt pro 100 g
Bärlauch	0,3 g
Basilikum	2,5 g
Bohnenkraut	1 g
Dill	1 g
Estragon	1,1 g
Koriander	0,5 g
Kresse	0,7 g
Liebstöckel	0,8 g
Majoran	1 g
Minze	0,7 g
Oregano	2 g
Petersilie	0,4 g
Rosmarin	2,5 g
Salbei	2 g
Sauerampfer	0,4 g
Schnittlauch	0,7 g
Thymian	1,2 g
Zitronenmelisse	0,8 g

Nüsse/ Kerne/ Samen	Fettgehalt pro 100 g
Cashewkerne	47 g
Erdnüsse	49 g
Esskastanien	1,9 g
Haselnüsse	63,3 g
Kürbiskerne	48 g
Macadamia Nüsse	73 g
Mandeln	49 g
Maronen	1 g
Mohn	42,2 g
Paranüsse	68 g
Pekannüsse	72 g
Pinienkerne	50,7 g
Pistazien	55 g
Sesam	50,4 g
Sonnenblumenkerne	47 g
Walnüsse	71 g

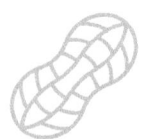

Gewürze	Fettgehalt pro 100 g
Chilischoten frisch	0 g
Chilipulver	16,6 g
Currypulver	9 g
Ingwer frisch	0,8 g
Kapern	0 g
Ketchup	0,3 g
Knoblauch frisch	0,1 g
Kümmel	15 g
Kreuzkümmel	22 g
Kurkuma	9,9 g
Lorbeerblätter	8,4 g
Muskat	35 g
Nelken	21 g
Paprikapulver	13 g
Pfeffer	3 g
Piment	8,7 g
Safran	5,9 g
Salz	0 g
Senf	6,3 g
Tomatenmark	0,2 g
Vanille	3,2 g

Wacholderbeeren	14,6 g
Zimt	3 g

Getreide / Pseudogetreide Grieß / Mehl & Co	Fettgehalt pro 100 g
Amaranth	6,5 g
Brötchen hell	1,8 g
Buchweizen	2 g
Bulgur	2 g
Ciabatta	1,2 g
Couscous	2,8 g
Dinkel	2,6 g
Einkorn	2,6 g
Eiernudeln	2,8 g
Emmer	2,7 g
Gerste	2,1 g
Grieß	1 g
Grünkern	2,7 g
Hafer	7 g
Hartweizen	2 g
Hartweizennudeln	1,2 g
Hirse	3,9 g
Kamut	2,7 g

Knäckebrot	2 g
Mais	1,3 g
Maisgrieß	1,1 g
Pumpernickel	1 g
Quinoa	6 g
Reis	0,6 g
Reisnudeln	0,5 g
Reiswaffeln	3,6 g
Roggen	1,7 g
Roggenvollkornbrot	2 g
Vollkornnudeln	3,6 g
Weißbrot	1,2 g
Weizen	2 g
Weizenkleie	4,7 g
Weizenmehl	1 g
Weizenvollkornbrot	1 g
Weizenvollkornmehl	2,4 g
Zwieback	4 g

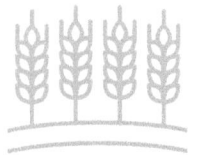

Milchprodukte	Fettgehalt pro 100 g
Bergkäse	30 g
Buttermilch	1,3 g
Camembert	34 g
Cheddar	32 g
Crème fraîche	30 g
Edamer 40 %	23,6 g
Emmentaler	30 g
Frischkäse	31 g
Gouda	31 g
Gorgonzola	27 g
Halloumi	29,9 g
Harzer Käse	0,7 g
Hüttenkäse/körniger Frischkäse	4 g
Joghurt 1,5 %	3,5 g
Kefir	3,5 g
Kondensmilch 3,5 %	3,7 g
Kondensmilch 7 %	7,9 g
Kuhmilch	3,7 g
Magerquark	0,2 g
Mascarpone	44 g
Mayonnaise	82 g
Milch 1,5 %	3,6 g

Mozzarella	23 g
Parmesan	15–26 g
Quark	30 g
Raclettekäse	28 g
Remoulade	53,2 g
Ricotta	15 g
Salatmayonnaise	52 g
Saure Sahne 10 %	10 g
Schlagsahne	30 g
Schafskäse/Feta	16,5 g
Schmand	24 g
Schmelzkäse/Kochkäse	23,6–28 g
Schnittkäse 45 %	27 g
Skyr	0,2 g
Speisequark 20 %	5,2 g
Speisequark 40 %	11,5 g
Weichkäse	21,8 g
Ziegenkäse	21,8 g

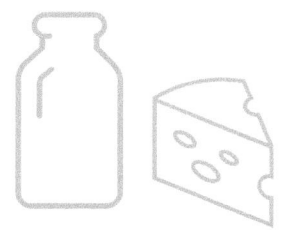

Fleisch- und Wurstwaren	Fettgehalt pro 100 g
Blutwurst	29 g
Cabanossi	40 g
Cervelatwurst	34,8 g
Corned Beef	6 g
Entenfleisch	17,2 g
Gänsefleisch	31 g
Hackfleisch	17,6 g
Hähnchenbrust/Hähnchenfleisch	0,8 g
Hirschfleisch	3,3 g
Kalbsleberwurst	34,9 g
Kaninchenfleisch	7,6 g
Lammfleisch	7,5 g
Leberkäse	22 g
Leberwurst fein	34 g
Leberwurst grob	29,2 g
Lyoner	25 g
Mettwurst	40 g
Mortadella	32,8 g
Parmaschinken	3-15 g
Perlhuhn	7 g
Putenfleisch	1 g

Rehfleisch	3,5 g
Rindfleisch	8 g
Salami	38 g
Schinken	6 g
Schweinefleisch	10 g
Speck durchwachsen	30 g
Straußenfleisch	1,2 g
Teewurst	38 g
Wachtelfleisch	2 g
Weißwurst	24 g
Wiener Würstchen	20,8 g
Wildfleisch	bis 9,3 g
Wildschwein	2,5 g

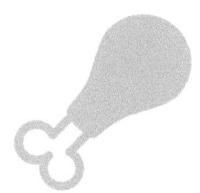

Fisch und Meeresfrüchte	Fettgehalt pro 100 g
Aal	24,5 g
Alaska Seelachs	1 g
Austern	1 g
Dorade	2 g
Flunder	0,7 g
Flusskrebs	0,5 g
Forelle	2,7 g
Gambas	1,4 g
Garnelen	1,4 g
Hecht	0,9 g
Heilbutt	1,5-10 g
Hering	17,8 g
Hummer	1,9 g
Jakobsmuscheln	0,5 g
Kabeljau	0,7 g
Karpfen	4,2 g
Krabben	1,4 g
Lachs	11,2 g
Lachsforelle	2,7 g
Makrele	24 g
Miesmuscheln	2 g

Muscheln	2 g
Pangasius	1,8 g
Räucherlachs	7 g
Rotbarsch	3,6 g
Saibling	2 g
Sardinen	4,5 g
Schellfisch	0,6 g
Scholle	1,9 g
Schwertfisch	4,4 g
Seehecht	2,8 g
Seelachs	2,4 g
Seeteufel	0,7 g
Seezunge	1,4 g
Steinbeißer	2,5 g
Steinbutt	1,7 g
Stockfisch	2,5 g
Thunfisch	16 g
Tintenfisch	1 g
Wels	11,3 g
Zander	0,7 g

Getränke	Fettgehalt pro 100 ml
Apfelsaft	0,3 g
Espresso	0 g
Fruchtsaft	2 g
Grenadine	0 g
Grüner Tee	0 g
Hafermilch	1,4 g
Kaffee	0 g
Kräutertee	0 g
Limonaden	0 g
Mate	0 g
Mineralwasser	0 g
Orangensaft	0,2 g
Reismilch	1,1 g
Stilles Wasser	0 g
Schwarzer Tee	0 g
Tomatensaft	0 g
Alkoholische Getränke	Fettgehalt pro 100 ml
Bier	0 g
Eierlikör	7 g
Portwein	0 g
Rotwein	0 g

Sekt	0 g
Sherry	0 g
Weißwein	0 g
Cocktails	Haben oft einen hohen Fettgehalt

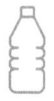

Süßes	Fettgehalt pro 100 g
Bienenhonig	0 g
Gelatine	0,1 g
Gummibärchen	0,5 g
Konfitüre	0,2 g
Lakritz	0,9 g
Lebkuchen	14,1 g
Marzipan	24,9 g
Müsliriegel	19,3 g
Schokolade	30-40 g
Zucker	0 g

[9]

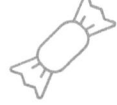

---

[9] eat smarter, Deutsches Ernährungs- & Informationsnetz, Nährwertrechner, Yazio

Wie stelle ich meine Ernährung um?

Eine Ernährungsumstellung kann zunächst überwältigend sein. Doch keine Angst – du musst nicht von heute auf morgen deinen gesamten Lebensstil ändern! Viel besser funktioniert es, wenn du es langsam angehst und die Änderungen nach und nach implementierst. Um dich bei deiner Umstellung bestmöglich zu unterstützen, findest du auf den nächsten Seiten einige nützliche Infos und Tagespläne, die ich für dich zusammengestellt habe.

Zunächst möchte ich einige Lebensmittelgruppen erwähnen, welche bei einem Gallensäureverlustsyndrom eher schlecht verträglich sind, sowie positive, verträgliche Alternativen für dich aufzeigen.

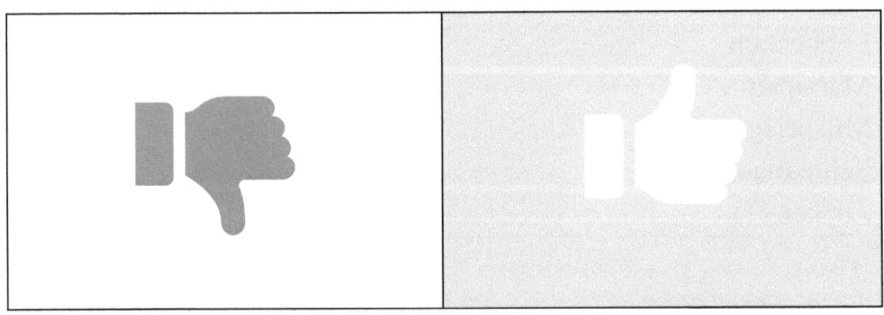

Obst

👎 Schlecht verträglich	👍 Deine Alternativen
<ul><li>unreifes Obst</li><li>rohes Steinobst</li></ul>	<ul><li>leicht verträgliche, reife Obstsorten</li><li>Birnen</li><li>Äpfel</li><li>Melonen</li><li>Bananen</li><li>Beerenfrüchte</li></ul>

Gemüse

👎 Schlecht verträglich	👍 Deine Alternativen
Schwerverdauliche und blähende Gemüsesorten wie … <ul><li>Kohl</li><li>Lauch & Zwiebeln</li><li>Pilze</li><li>Paprika</li><li>Oliven</li><li>Rettich</li><li>Hülsenfrüchte</li></ul>	Leichtverdauliche Gemüsesorten wie … <ul><li>Karotten</li><li>Fenchel</li><li>junge Kohlrabi</li><li>Blumenkohl</li><li>Tomaten</li><li>Zucchini</li><li>grüner Salat</li></ul>

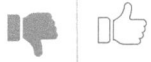

Gewürze

👎 Schlecht verträglich	👍 Deine Alternativen
größere Mengen … - Pfeffer - Salz - Curry - Paprikapulver - Senf - Meerrettich - Zwiebelpulver - Knoblauchpulver - scharfe Gewürzmischungen In Maßen können die Gewürze jedoch eingesetzt werden. Individuelle Toleranzgrenze beachten.	- frische Kräuter - getrocknete Kräuter - milder Essig wie z. B. Balsamico - mäßig Salz

Brot und Backwaren

👎 Schlecht verträglich	👍 Deine Alternativen
- grobe Vollkornbrote - fette Backwaren wie u. a. Sahnetorten, Cremetorten - Berliner / Pfannkuchen - Spritzkuchen	- feines Vollkornbrot (gemahlen) - Laugengebäck - Obstkuchen - Kuchen aus Quark-Öl-Teig - Rührkuchen

Getreideprodukte / Kartoffeln

👎 Schlecht verträglich	👍 Deine Alternativen
- Bratkartoffeln - Kartoffelsalat mit Mayonnaise - Pommes, Kroketten frittiert	- Reis - Kartoffeln - Kartoffelpüree - Pellkartoffeln - Klöße - Nudeln - Getreideflocken - Mehlsorten nach Belieben - Grieß

Milch und Milchprodukte

👎 Schlecht verträglich	👍 Deine Alternativen
- Vollmilch und vollfette Milchprodukte - Sahne - Sauerrahm über 20 % Fett - Käsesorten über 45 % Fett	- fettarme Milch 1,5 % Fett - fettarmer Joghurt - milde, fettreduzierte Käsesorten

Fleisch und Fleischwaren

👎 Schlecht verträglich	👍 Deine Alternativen
Fettes Fleisch wie … - Ente - Gans mit Geflügelhaut - geräuchertes Fleisch - gepökeltes Fleisch - Speck - fette Wurstwaren - Salami - Leberwurst & Mettwurst	- mageres Rind-, Kalb-, Wild- oder Geflügelfleisch (fettarm zubereitet) Magere Wurstsorten wie … - gekochter Schinken - Corned Beef - Geflügelwurst

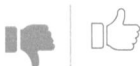

Fisch und Fischwaren

👎 Schlecht verträglich	👍 Deine Alternativen
fette Fischsorten wie … • Aal • Hering • Lachs • geräucherte Fische • eingelegte Fische und Fischwaren	Magere Süß- und Salzwasserfische wie … • Schellfisch • Seelachs • Kabeljau

Fette und Öle

👎 Schlecht verträglich	👍 Deine Alternativen
größere Mengen Öle, Butter, Margarine, Schmalz	• kleine Mengen Pflanzenöle, Butter, reine Pflanzenmargarine • MCT-Fette

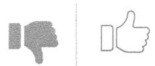

Getränke

👎 Schlecht verträglich	👍 Deine Alternativen
- Alkohol - kohlensäurehaltige Getränke	- alle Teesorten - milder Kaffee - stilles Mineralwasser - Gemüsesäfte - verdünnte Obstsäfte

Süßigkeiten

👎 Schlecht verträglich	👍 Deine Alternativen
- Schokolade - Pralinen - Nougat - Marzipan - Sahnebonbons	- Konfitüre - Marmelade - Honig

---

[10] OptiDiet

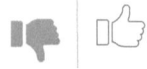

Wochenplan für DICH

Jedes Rezept ist auf eine Person ausgerichtet. Passe es einfach individuell deiner Personenzahl an, indem du die jeweiligen Zutaten in der Grammzahl erhöhst.

MONTAG / Fettgehalt 36,2 g

Frühstück / Fettgehalt 3,2 g

Vollkornbrot mit Frischkäse und Himbeermarmelade

- *2 Scheiben gemahlenes Vollkornbrot*
- *3 TL Frischkäse leicht*
- *2 TL Himbeermarmelade*

Zubereitung:

Das Vollkornbrot mit dem Frischkäse bestreichen und die Himbeermarmelade darüber verteilen.

Obstpause / Fettgehalt 0 g

1 Apfel

MONTAG

Mittagstisch / Fettgehalt 9,3 g

Kunterbunter Reistopf - 1 Portion = 570 g

- *63 g Naturreis*
- *125 ml Gemüsebrühe*
- *½ Zwiebel*
- *½ rote Paprikaschote*
- *½ kleine Zucchini*
- *35 g Brokkoli*
- *1 TL Sesamöl*
- *¼ Dose Mais, abgetropft*
- *½ TL Jodsalz*
- *1 Prise Pfeffer*
- *1 TL Oregano*
- *1 TL Basilikum*
- *1 TL Parmesan*
- *2 Stängel Petersilie*

Zubereitung:

Den Reis heiß und kalt abspülen und in der Gemüsebrühe bei schwacher Hitze etwa 30 Minuten kochen. Zwiebel, Paprika und Zucchini in kleine Würfel schneiden. Brokkoli waschen und Röschen zerteilen. Petersilie hacken.

MONTAG

Das Sesamöl in einer Pfanne erhitzen und die Zwiebel- und Paprikawürfel zusammen mit dem Brokkoli anschwitzen. Zucchini und Mais dazugeben und ebenfalls kurz anschwitzen. Etwa 12 Minuten bevor der Reis fertig ist, das Gemüse dazugeben, mit Salz, Pfeffer, Oregano und Basilikum würzen und zusammen fertig garen. Zum Schluss Parmesankäse unter den Reistopf heben und mit Petersilie bestreuen.

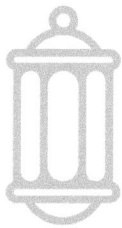

MONTAG

Abendessen / Fettgehalt 7,7 g

Kartoffelsalat mit Kresse - 1 Portion = 260 g

- *1 Geflügelwiener*
- *200 g kleine Kartoffeln festkochend*
- *1 EL Weißwein*
- *½ Kästchen Brunnenkresse + 1 TL gehackte Petersilie*
- *½ rote Zwiebel*
- *1 TL Weißweinessig*
- *½ TL Senf mittelscharf*
- *½ TL Salz*
- *1 Prise Pfeffer*
- *1 EL Olivenöl*

Zubereitung:
Kartoffeln waschen und garen. Heiß pellen. Anschließend in 0,5 cm dicke Scheiben schneiden und mit Weißwein beträufeln. Kartoffeln durchziehen lassen. Die Brunnenkresse waschen. Blätter von den Stielen zupfen. Für das Dressing die Zwiebel fein hacken. In einer Schüssel Essig und Senf mit Salz und Pfeffer verrühren. Nach und nach das Öl darunter rühren. Gehackte Kräuter, Kartoffeln, Kresse und Zwiebel dazugeben und alles vorsichtig miteinander vermengen. Gemeinsam mit dem Geflügelwiener genießen. Gerne können ein paar Gurkenscheiben und kleine Tomaten dazu gegessen werden.

MONTAG

DIENSTAG / Fettgehalt 18,2 g

Frühstück / Fettgehalt 4g
Apfel-Bananen-Müsli mit Walnüssen und Honig

- *¼ Apfel*
- *½ Banane*
- *125 g Joghurt 1,5 % Fett*
- *40 g Haferflocken*
- *1 TL Honig*
- *2 Walnüsse*

Zubereitung:
Obst kleinschneiden und mit den übrigen Zutaten vermischen.

Obstpause / Fettgehalt 0 g

100 g Himbeeren

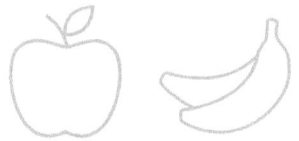

DIENSTAG

Mittagstisch / Fettgehalt 10,6 g

Gedünsteter Kabeljau – 1 Portion = 670 g

- *150 g Kabeljau*
- *30 g Zitronensaft*
- *240 g Kartoffeln*
- *15 g Zwiebeln*
- *30 g Porree*
- *50 g Möhren*
- *60 g Stangensellerie*
- *½ TL Salz*
- *60 ml Gemüsebrühe*
- *1 EL Olivenöl*
- *1 TL Weizenmehl*
- *1 EL Joghurt 1,5 % Fett*
- *½ TL Tomatenmark*
- *1 Prise Pfeffer*

Zubereitung:
Den Fisch mit 25 g Zitronensaft beträufeln. Die Kartoffeln schälen und in Salzwasser garen. Die Zwiebeln, den Lauch, die Möhren und den Sellerie waschen, putzen und in kleine Würfel oder Streifen schneiden. Den Fisch mit Salz einreiben und diesen anschließend zusammen mit dem Gemüse und der Gemüsebrühe in einen Topf geben. Bei schwacher Hitze 10-15 Minuten garen.

DIENSTAG

Für die Soße das Öl in einem Topf erhitzen. Das Mehl hinzugeben und unter Rühren anschwitzen lassen. Den Fisch aus dem Sud nehmen und die Mehlschwitze mit dem Sud ablöschen. Dabei kräftig rühren. Den Joghurt, Tomatenmark und den restlichen Zitronensaft zugeben und mit Salz und Pfeffer abschmecken. Den Fisch in der Soße kurz erwärmen und mit den Kartoffeln servieren.

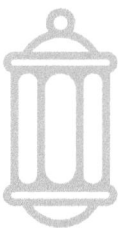

DIENSTAG

Abendessen / Fettgehalt 3,6 g

Vollkornbrot mit Hüttenkäse und Tomaten

- *2 Scheiben Vollkornbrot (je 45 g)*
- *35 g Körniger Frischkäse*
- *2 Tomaten*
- *1 Prise Salz*
- *1 Prise Pfeffer*
- *10 g Schnittlauch frisch*

Zubereitung:

Die Vollkornbrotscheiben mit Hüttenkäse bestreichen.
Die Tomaten in Scheiben schneiden und die Scheiben auf dem Hüttenkäse verteilen. Mit etwas Salz und Pfeffer würzen.
Zum Schluss Schnittlauch darüberstreuen.

DIENSTAG

MITTWOCH / Fettgehalt 32 g

Frühstück / Fettgehalt 2,9 g

Knäckebrot mit Camembert

- *4 Scheiben Knäckebrot – Roggen*
- *60 g Camembert 20 % Fett*
- *1 EL frische Kresse*

Zubereitung:

Den Camembert in dünne Scheiben schneiden und auf das Knäckebrot legen. Mit frischer Kresse bestreuen.

Obstpause / Fettgehalt 0,3 g

1 Banane (ca. 130 g)

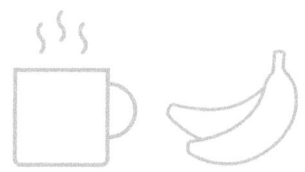

MITTWOCH

Mittagstisch / Fettgehalt 18 g

Bauernomelette – 1 Portion = 271 g

- *1 große Kartoffel (80 g)*
- *50 g Schinken gegart*
- *2 Eier*
- *25 g Sauerampfer*
- *1 TL Butter*
- *½ TL Jodsalz*
- *1 Prise Pfeffer*

Zubereitung:

Die Kartoffel schälen, waschen und in dünne Scheiben schneiden. Den Schinken fein würfeln und in einer Pfanne auslassen. Die Kartoffelscheiben dazugeben und mit Salz und Pfeffer würzen. Alles hellbraun braten. Sauerampfer abspülen, in einen Topf geben und mit kochendem Wasser 5 Minuten blanchieren, abtropfen lassen und klein hacken. Die Kartoffeln mit dem Sauerampfer vermischen und warm stellen.
Eier mit Salz und Pfeffer verquirlen. Butter in einer Pfanne erhitzen und die Eimasse hinzugeben. Goldgelb backen. Kartoffeln hinzugeben und das Omelette in der Pfanne mittig zusammenklappen. Servieren und genießen.

Abendessen / Fettgehalt 10,8 g

Rucola-Salat mit Kirschtomaten – 1 Portion = 335 g

- *200 g Rucola*
- *75 g Kirschtomaten*
- *1 EL Basilikum frisch*
- *1 kleine rote Zwiebel*
- *1 kleine Knoblauchzehe*
- *1 EL Balsamico*
- *1 EL Olivenöl*
- *Salz*
- *Pfeffer*

Zubereitung:

Den Rucola putzen und waschen. Die Kirschtomaten waschen und halbieren. Die Zwiebel und die Knoblauchzehe fein hacken. Basilikum waschen und klein pflücken.
Für die Salatsoße Balsamico, Olivenöl, Zwiebeln und Knoblauch, Salz und Pfeffer zu einem Dressing verrühren und abschmecken. Den Rucola und die Kirschtomaten anrichten, mit dem Dressing überziehen und mit Basilikum bestreuen.

MITTWOCH

DONNERSTAG / Fettgehalt 22,5 g

Frühstück / Fettgehalt 2,3 g

Joghurt-Beeren-Müsli

- *30 g Vollkornmüsli ohne Zucker (Weizen, Gerste oder Hafer)*
- *1 TL Weizenkeime*
- *½ TL Weizenkleie*
- *50 g Beeren nach Wahl (Himbeeren, Johannisbeeren, Brombeeren, Erdbeeren, Blaubeeren)*
- *50 g Joghurt 1,5 % Fett*
- *1 TL Honig*

Zubereitung:

Das Vollkornmüsli mit den Weizenkeimen und der Weizenkleie mischen. Den Joghurt mit dem Honig cremig verrühren und über das Müsli geben. Einen Teil der Beeren unterheben.
Die restlichen Früchte über das Müsli streuen.

Obstpause / Fettgehalt 0,1 g

1 Pfirsich

DONNERSTAG

Mittagstisch / Fettgehalt 10,4 g

Überbackene Hähnchenbrust mit Banane – 1 Portion=320 g

- *15 g Fruchtsaft einer Zitrone*
- *1 Hähnchenbrustfilet (100 g)*
- *1 Prise Pfeffer*
- *1 Prise Jodsalz*
- *¼ TL Rosmarin*
- *¼ TL Thymian*
- *1 Banane*
- *1 kleine Knoblauchzehe*
- *1 EL Sesamöl*
- *1 TL Currypulver*
- *30 ml trockener Weißwein*
- *1 Prise Kokosflocken*
- *1 Vollkornweizenbrötchen*

Zubereitung:

Das Hähnchenbrustfilet mit dem Zitronensaft (10 g) beträufeln und mit Salz und Pfeffer würzen. Das Filet mit dem Rosmarin und dem Thymian von beiden Seiten einreiben und zugedeckt ca. 30 Minuten ziehen lassen. Anschließend Öl in einer Pfanne erhitzen und das Fleisch von beiden Seiten scharf anbraten. Das Filet aus der Pfanne nehmen und in eine Auflaufform legen. Die Knoblauchzehe schälen und durch eine Presse in die Pfanne

DONNERSTAG

drücken und andünsten. Die Banane schälen, mit einer Gabel fein zerdrücken und mit dem restlichen Zitronensaft verrühren.
Zusammen mit dem Curry zu dem Knoblauch in die Pfanne geben. Aufkochen lassen und anschließend auf dem Fleisch verteilen. Den Weißwein darüber gießen und alles in der Auflaufform im Backofen bei 240 °C (Umluft) etwa 20 Minuten garen. Zum Schluss mit den Kokosflocken bestreuen und auf Oberhitze kurz überkrusten lassen.
 Zusammen mit dem Vollkornbrötchen genießen.

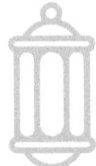

DONNERSTAG

Abendessen / Fettgehalt 9,7 g

Vollkornbrot mit Ei

- *2 Scheiben Vollkornbrot*
- *1 EL Margarine*
- *½ TL Jodsalz*
- *1 EL Petersilie frisch*
- *2 gekochte Eier*

Zubereitung:

Die Eier hart kochen und in Scheiben schneiden.
Das Vollkornbrot mit Margarine bestreichen und mit Ei belegen.
Mit Salz würzen. Petersilie fein hacken und darüberstreuen.

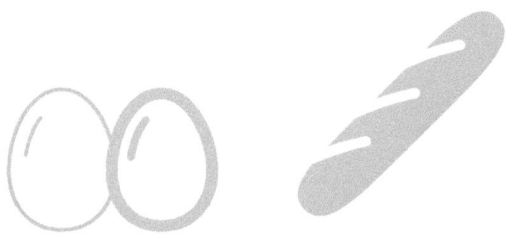

DONNERSTAG

FREITAG / Fettgehalt 23,3 g

Frühstück / Fettgehalt 1,5 g

Bananen-Müsli-Shake

- *½ Banane*
- *125 ml Buttermilch*
- *13 g Früchte-Müsli*
- *1 TL Honig*
- *1 Spritzer Zitrone*

Zubereitung:

Banane schälen.
Anschließend alle Zutaten in einen Mixer geben und pürieren.

Obstpause / Fettgehalt 0,3 g

1 Birne (ca. 150 g)

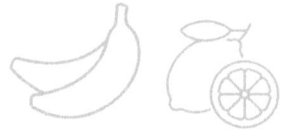

FREITAG

Mittagstisch / Fettgehalt 16,3 g

Brokkoli-Auflauf mit Kartoffel – 1 Portion = 720 g

- *175 g Kartoffeln*
- *250 g Brokkoli*
- *½ Zwiebel*
- *1 TL Olivenöl*
- *125 ml Gemüsebrühe*
- *1 Prise Salz*
- *1 Prise Pfeffer*
- *1 Ei*
- *75 ml Milch 1,5 % Fett*
- *1 Prise Muskat*
- *30 g Hartkäse*
- *1 TL Mandelblättchen süß*

Zubereitung:

Kartoffeln in Salzwasser garen. Den Brokkoli putzen und in Röschen teilen. Zwiebel würfeln. Würfel in einem Topf mit Olivenöl glasig andünsten. Die Brokkoli-Röschen und die Gemüsebrühe mit dazu geben. Den Brokkoli garen, bis er bissfest ist. Dann den Brokkoli in eine Auflaufform geben. Ei, Milch, Salz, Pfeffer und Muskat verrühren und über den Brokkoli gießen.

FREITAG

Den geriebenen Hartkäse und die Mandelblättchen darüberstreuen. Den Auflauf im vorgeheizten Backofen bei 180 °C (Umluft) ca. 30 Minuten backen.
Dazu die gegarten Kartoffeln servieren.

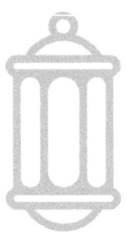

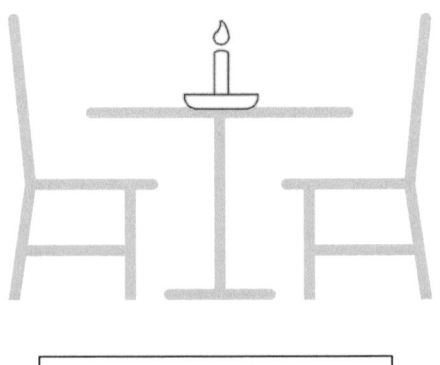

FREITAG

Abendessen / Fettgehalt 5,2 g

Quarkbrot mit Möhren

- *1 Möhre roh (100 g)*
- *1 TL Zitrone Fruchtsaft*
- *½ TL Jodsalz*
- *1 Prise Pfeffer*
- *1 TL Olivenöl*
- *1 Becher Quark unter 10 % Fett*
- *2 EL Schnittlauch frisch*
- *2 Scheiben Vollkornbrot*

Zubereitung:

Möhre fein raspeln und mit Zitronensaft, Salz, Pfeffer und Öl verrühren. Quark und klein geschnittene Schnittlauchröllchen dazugeben und nochmals verrühren. Vollkornbrote mit dem Quark bestreichen und mit Schnittlauchröllchen bestreuen.

FREITAG

SAMSTAG / Fettgehalt 32,15 g

Frühstück / Fettgehalt 3,75 g

Vollkornbrötchen mit Beerenquark

- *125 g Magerquark*
- *25 ml Mineralwasser*
- *100 g Beeren (Himbeeren, Erdbeeren, Johannisbeeren, Heidelbeeren)*
- *1 TL Honig*
- *2 Walnüsse gehackt*
- *1 Vollkornbrötchen*

Zubereitung:

Den Magerquark mit dem Mineralwasser aufschlagen.
Die Beeren unterheben und mit Honig abschmecken.
Gehackte Walnüsse hinzugeben.
Den Beerenquark auf den Brötchenhälften verteilen.

Obstpause / Fettgehalt 0,2 g

1 Clementine oder Mandarine

SAMSTAG

Mittagstisch / Fettgehalt 7 g

Schnelle Fenchel-Fisch-Pfanne –1 Portion = 600 g

- *150 g Seelachs Filet*
- *1 Fenchelknolle (235 g)*
- *200 g Kartoffeln*
- *½ TL Salz*
- *1 EL Sahne (10 g)*

Zubereitung:

Kartoffeln schälen, in Salzwasser weichkochen,
zu einem Püree stampfen und abschmecken.
Die Fenchelknolle klein schneiden und in etwas Olivenöl dünsten.
Ein wenig Wasser hinzugeben und garen lassen.
 Anschließend den Fisch hinzugeben. Wenn der Fisch weich ist, nur noch vorsichtig rühren, um ihn nicht in kleine Stücke zu teilen. Kleingeschnittenes Fenchelgrün und Salz dazugeben und
1 EL Sahne darüber gießen. Zusammen mit dem Püree genießen.

SAMSTAG

Abendessen / Fettgehalt 21,2 g

Gemüsepizza – 1 Portion = 460 g

- *100 g Weizenvollkornmehl*
- *8 g Hefe*
- *25 ml Milch 1,5 % Fett*
- *25 ml Wasser*
- *1 TL Olivenöl*
- *250 g gemischtes Lieblingsgemüse*
- *½ TL Paprika edelsüß*
- *½ TL frischer Thymian*
- *½ TL Oregano*
- *½ TL Basilikum*
- *40 g geriebener Gouda 45 % Fett*

Zubereitung:

Mehl, Hefe, Milch, Wasser und Olivenöl zu einem geschmeidigen Teig verarbeiten. An einem warmen Ort etwa 30 Minuten gehen lassen. Den Teig anschließend auf einem mit Backpapier ausgelegten Blech ausrollen. Gemüse putzen, zerkleinern und den Teig damit belegen. Mit den Gewürzen bestreuen. Geriebenen Käse über dem Gemüse verteilen und bei 180 °C (Umluft) etwa 30 Minuten überbacken.

SAMSTAG

SONNTAG / Fettgehalt 22,5 g

Frühstück / Fettgehalt 12 g

Kräuterrührei

- *2 Eier*
- *1 TL Sahne 30 % Fett*
- *1 EL Mineralwasser*
- *1 Prise Salz*
- *1 Prise Pfeffer*
- *1 EL gehackter Schnittlauch*
- *1 TL Petersilie*
- *1 TL Dill*
- *1 TL Kresse*

Zubereitung:

Eier, Sahne und Mineralwasser miteinander verquirlen.
Salz, Pfeffer und Kräuter hinzugeben.
Rühreimasse in einer Pfanne bei niedriger Temperatur garen.

Obstpause / Fettgehalt 0,6 g

1 Kiwi

Mittagstisch / Fettgehalt 0,5 g

Folienkartoffel mit Kräuterquark – 1 Portion = 575 g

- *2 große Kartoffeln (je 200 g)*
- *100 g Magerquark*
- *Mineralwasser mit Kohlensäure*
- *½ Bund Petersilie*
- *½ Bund Schnittlauch*
- *1 kleine Knoblauchzehe*
- *1 TL Meerrettich (aus dem Glas)*
- *½ TL Senf, mittelscharf*
- *½ TL Jodsalz*
- *1 Prise Pfeffer*
- *Alufolie*

Zubereitung:

Den Backofen auf 200 °C (Umluft) vorheizen.
Die Kartoffeln unter fließendem Wasser gründlich abbürsten, trockentupfen und mit einer Gabel rundherum einstechen.
Jede Kartoffel in ein Stück Alufolie wickeln und auf dem Rost im Backofen etwa 45 Minuten backen. In der Zwischenzeit für den Kräuterquark den Magerquark mit Mineralwasser verrühren, bis er cremig ist. Die Petersilie und den Schnittlauch waschen, kleinhacken und unter den Quark heben. Den Knoblauch schälen und durch eine Presse zu dem Quark drücken.

SONNTAG

Den Meerrettich und Senf dazugeben und alles gut miteinander verrühren. Mit Salz und Pfeffer würzen und nochmals verrühren. Die Kartoffeln nach einer Gar-Probe mit einem Holzspieß aus dem Backofen holen, die Alufolie öffnen und die Kartoffeln mittig mit der Quarkcreme füllen.

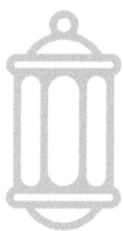

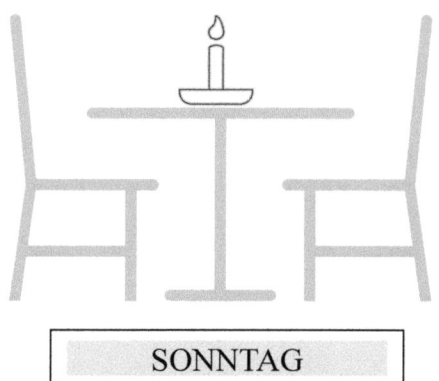

SONNTAG

Abendessen / Fettgehalt 9,4 g

Blumenkohl-Möhren-Suppe – 1 Portion = 690 g

- *30 g Zwiebeln*
- *175 g Möhren*
- *1 TL Sonnenblumenöl*
- *50 ml Trinkwasser*
- *150 g Gemüsebrühe*
- *100 g Kartoffeln*
- *120 g Blumenkohl*
- *½ TL Estragon frisch*
- *1 Prise Jodsalz*
- *1 Vollkornbrötchen*

Zubereitung:

Zwiebel schälen und in klein hacken. Die Möhren schälen und in kleine Würfel schneiden. Das Öl in einem großen Topf erhitzen und die Zwiebel- und Möhrenwürfel darin andünsten.
Mit Wasser ablöschen und die Gemüsebrühe zugießen.
Die Kartoffeln schälen und in Stücke schneiden.
Anschließend dem Topf zufügen und alles zum Kochen bringen. Den Blumenkohl putzen, waschen und in kleine Röschen zerteilen. Die Röschen zu der Suppe geben. Bei schwacher Hitze etwa 15 Minuten weiterkochen lassen. Die Suppe etwas abkühlen

SONNTAG

lassen und anschließend mit einem Mixstab pürieren. Eventuell noch etwas Wasser hinzufügen. Den Estragon waschen und klein hacken. Zu der Suppe geben und alles mit Salz und Pfeffer abschmecken. Die Suppe mit einem Vollkornbrötchen genießen.[11]

Du siehst, eine Lebensumstellung aufgrund eines Gallensäureverlustsyndroms ist ziemlich umfangreich.

Wenn du dich nach dem Erhalt einer gesicherten Diagnose aber an gewisse Einschränkungen hältst und deine Gallensäure-bindende Medikation dauerhaft und regelmäßig zu dir nimmst, wartet ein neues Leben auf dich.

Ich wünsche dir für deinen Weg von ganzem Herzen nur das Beste!

Du schaffst das!

---

[11] OptiDiet

SONNTAG

Schlussworte an dich

Dieses Buch habe ich aus vollem Herzen und mit großer Freude für dich geschrieben. Mein Ziel ist es, hiermit den für mich oftmals viel zu schnell diagnostizierten Reizdarm aus einer anderen Perspektive zu betrachten. Nämlich weit über den schulmedizinischen Tellerrand hinaus.

> Denn Reizdarm war gestern!

Ich möchte mich mit diesem Buch bei meiner lieben Freundin Anja bedanken. Sie war nach meiner Ausbildung zur ganzheitlichen Ernährungsberaterin und Fachberaterin für Darmgesundheit meine allererste Patientin. Obwohl ich erst frisch ausgebildet war, hat sie mir ihr volles Vertrauen geschenkt, mir ihre Symptome anvertraut und ist gemeinsam mit mir auf Ursachensuche gegangen. Dabei hat sie, ohne es zu hinterfragen, alles mitgemacht und über sich ergehen lassen. Mit großem Erfolg.

Ich möchte euch, meinen lieben Lesern und Leserinnen,
Mut machen, euch *nicht* mit der Diagnose Reizdarm zufriedenzugeben, wenn ihr euch tief im Inneren sicher seid, dass dies nicht die richtige Ursache ist.

Wenn du dann deine Diagnose entgegennimmst, atme tief durch, gönne deinen Gedanken eine Pause von der monate- oder sogar jahrelangen Suche. Nimm dir von nun an ausgiebig Zeit für deine Selbstfürsorge. Lass dich von Ärzten, Ernährungsberaterinnen oder Heilpraktikern beraten. Finde heraus, wie sich dein neues Leben durch eine medikamentöse Behandlungsmöglichkeit anfühlt. Suche Kontakt zu anderen Betroffenen und gehe mit ihnen in den gemeinsamen Austausch. Es warten sicher viele Tipps und aufbauende Worte auf dich. Lasse es zu, dass dein neues Leben beginnt.

Ganz egal, wie umfangreich du meine Zeilen gelesen hast – für jede neue Erkenntnis, die du aus diesem Buch für dich gewinnen konntest, hat es sich für mich mehr als gelohnt, dieses Buch für dich zu schreiben. Bleib geduldig und hartnäckig, sei mutig und gehe ins Gespräch mit deinen Ärzten – und lasse, wenn notwendig, auch Laboruntersuchungen als Selbstzahler vornehmen. Auch wenn es bis hierher ein langer Weg für dich war, gib nicht auf, bis du eine gesicherte Diagnose für deine Beschwerden hast.

> Es lohnt sich immer zu kämpfen, für ein glückliches und beschwerdearmes Leben.

Deine
Jeannette Grametzki

Das bin ich

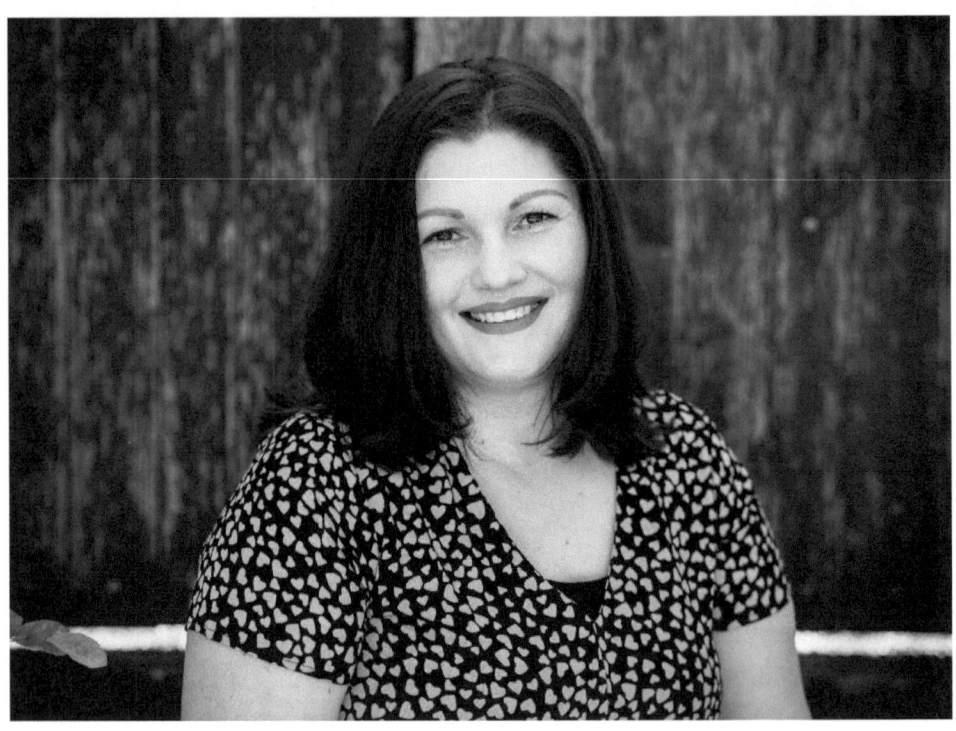

Jeannette Grametzki – Autorin, ganzheitliche Ernährungsberaterin, diplomierte Fachberaterin für Darmgesundheit, psychologische Beraterin und staatlich anerkannte Erzieherin.

Meine Geschichte

Seit Jahrzehnten leide ich unter chronischen Darmbeschwerden. Erst nach einer jahrelangen Odyssee an Untersuchungen erhielt ich die Diagnose Mastzellaktivierungssyndrom, kurz MCAS, dass ich in meinem ersten Buch, *MCAS – Die verborgene Krankheit*, behandle.

Da ich auch im Anschluss der Diagnose MCAS weiterhin mit anhaltenden Darmbeschwerden kämpfte, entschied ich mich dazu, eine Ausbildung zur ganzheitlichen Ernährungsberaterin und Fachberaterin für Darmgesundheit zu absolvieren – in der Hoffnung, weitere Tipps und Tricks im Umgang mit MCAS zu erlangen. Doch es kam besser!

Ich habe mich und meine Symptomatik in einem der vielen Fallbeispiele wiedererkannt. Nach einigen Untersuchungen stand tatsächlich eine weitere Diagnose fest: das Gallensäureverlustsyndrom.
Erst empfand ich Panik, inzwischen empfinde ich jedoch große Dankbarkeit.

Diese Diagnose hat mein Leben zum Positiven verändert, denn es gibt eine Behandlungsmöglichkeit und damit eine Linderung der Beschwerden.

Inzwischen ist es zu meiner persönlichen Herzensangelegenheit und Berufung geworden, anderen Menschen mit meinen Büchern mit Rat und Tat zur Seite zu stehen.

MCAS-Die verborgene Krankheit

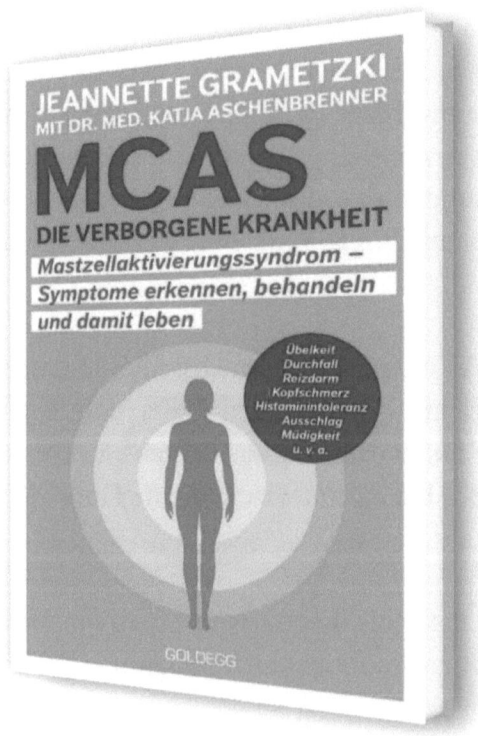

ISBN 978-3-99060-301-7

Anhang

Danke für den Kauf meines Buches!
Ich hoffe, du konntest aus meinem Buch hilfreiche Informationen für dich entnehmen und hast den einen oder anderen Tipp bekommen. Nun liegt es an dir, deinen eigenen, persönlichen Weg zur richtigen Diagnosefindung und Lebensumstellung zu finden. Sei mutig und schau nach vorn! Denn alles kommt so, wie es soll und der Rest wird sich unterstützend und positiv fügen.

Stuhltagebuch

Um für dich selbst und deinen behandelnden Arzt einen genaueren Überblick über dein Stuhlverhalten und deine Beschwerdesymptomatik zu bekommen, ist es sinnvoll, für einige Zeit ein Stuhlprotokoll zu führen. Eine Kopiervorlage für dich findest du ein kleines Stück weiter hinten, im Anhang.

Dieses beinhaltet das Datum und den Wochentag, die Uhrzeit sowie die Beschaffenheit deines Stuhlgangs und deine Beschwerden.

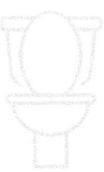

Stuhlgang

- Geformte Wurst
- Breiig
- wässriger Durchfall
- gelblicher Durchfall
- schaumiger Durchfall
- übelriechender Durchfall
- explosiver Durchfall
- Fettstuhl

Beschwerden (u. a.)

- Dringender Toilettendrang
- schmerzhafter Durchfall / chronischer Durchfall
- Bauchschmerzen
- schmerzhafte Bauchkrämpfe
- Völlegefühl
- Blähungen
- Übelkeit
- wunder Analbereich
- Müdigkeit
- Energieverlust [12]

---

[12] GE Health Care

Beispiele eines Stuhltagebuches

Wochentag / Datum	Samstag / 01.03.2025
Uhrzeit	14:00 h
Stuhlbeschaffenheit	dünn, wässrig & gelblich
Beschwerden	Starke Bauchkrämpfe, explosiver Durchfall

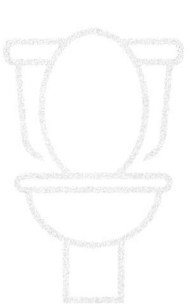

Wochentag / Datum	Montag / 03.03.2025
Uhrzeit	1. 6:05 h 2. 6:30 h 3. 11:20 h 4. 12:40 h
Stuhlbeschaffenheit	1. gelbes Wasser 2. gelbes Wasser 3. hellbraun, flüssig bis breiig 4. flüssig bis schaumig, hellbraun bis gelb
Beschwerden	1. Mit Bauchkrämpfen und dem Drang nach einer Toilette aufgewacht. 2. erneut Bauchkrämpfe und Durchfall

Beschwerden	3. Bauchschmerzen und dringender Drang nach einer Toilette 4. Nach dem Mittagessen extreme Bauchschmerzen und Krämpfe, explosiver Durchfall

Wochentag / Datum	Mittwoch / 05.03.2025
Uhrzeit	03:10 h nachts
Stuhlbeschaffenheit	erst breiig hellbraun, dann flüssig gelblich
Beschwerden	Mit starken Bauchkrämpfen, aus dem Schlaf gerissen worden.

Nahrungsergänzungsmittel

In meiner damaligen Praxis für Ernährungsberatung und Darmgesundheit sowie als fester Bestandteil in meinem privaten Gebrauch, habe ich besonders gern mit den Produkten von der Firma AllergoSan zusammengearbeitet. Die Produkte sind nicht nur hervorragend in ihrer Qualität und Wirksamkeit, welche sich bei meinen Patienten in positiven Effekten widerspiegelt, sondern was mir als Fachberaterin für Darmgesundheit zunächst viel wichtiger ist – dass die Firma AllergoSan all ihre Probiotika und Nahrungsergänzungsmittel erst auf dem Markt zum Verkauf anbietet, wenn diese in zahlreichen Studien und Doppelblindstudien in ihrer Wirksamkeit belegt worden sind. Diese wichtigen Studien finden in Zusammenarbeit mit diversen Kliniken in u. a. Deutschland, Österreich und der Schweiz statt. Eine genaue Liste der Kliniken findest du unter: https://www.allergosan.com/de/forschung/forschung-und-kooperationen/

Der Markt ist überflutet mit Nahrungsergänzungsmitteln aller Art. Umso wichtiger ist es, sich auf die Qualität, Zusammensetzung und Wirkung seiner ausgewählten Produkte verlassen zu können. [13]

---

[13] Allergosan/ www.omni-biotic.com

TIPP

Für dein Darm-Hirn und deine Beschwerden, wie das Leaky-Gut-Syndrom, gibt es von AllergoSan folgendes Produkt, das dich, dein Darm-Hirn samt Stimmungslage, Emotionen, Leistungsfähigkeit sowie deinen löchrigen Darm wieder aufbauen kann.

OMNi BiOTiC SR 9

Verzehrempfehlung

1-2-mal täglich jeweils 1 Beutel OMNi BiOTiC SR-9 mit 9 humanen Bakterienstämmen in einem kleinen Glas Wasser einrühren, mindestens 1 Minute Aktivierungszeit abwarten, nochmals umrühren und trinken. Empfehlenswert ist die Einnahme morgens auf möglichst leerem Magen.
Bei 2-maliger Einnahme täglich empfiehlt sich die Einnahme vor dem Frühstück und vor dem Abendessen.

Frei von	Geeignet für
<ul><li>Tierischem Eiweiß</li><li>Gluten</li><li>Hefe</li><li>Laktose</li><li>Gentechnik</li></ul>	<ul><li>Diabetiker</li><li>Milchallergiker</li><li>Schwangerschaft</li><li>Stillzeit</li><li>Kinder</li><li>Vegetarier</li><li>Veganer</li></ul>

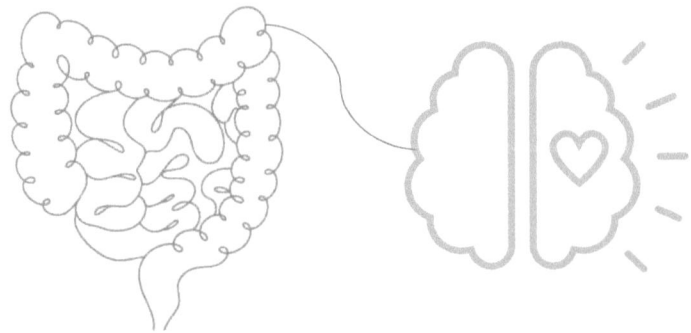

Für dein seelisches Wohlbefinden in den anstrengenden und psychisch sehr belasteten Zeiten deiner anhaltenden Beschwerden und hinzukommenden Diagnosesuche, gibt es ebenfalls eine wunderbare Unterstützung von der Firma AllergoSan für dich.

META CARE Griffonia Plus

Ein Extrakt aus der afrikanischen Schwarzbohne. Diese ist von Natur aus reich an einer Vorstufe des Glückshormons Serotonin. Dies bewirkt einen positiven Effekt auf deine Stimmungslage und deinen Schlaf-Wach-Rhythmus.

Unterstützt wird META CARE Griffonia Plus mit dem Extrakt aus Rosenwurz, auch goldene Wurzel genannt. Sie kann deinen Körper dabei unterstützen, sich besser an Stresssituationen anzupassen und damit umzugehen.

Verzehrempfehlung
2-mal täglich 1 Kapsel morgens und mittags, unzerkaut nach dem Essen mit etwas Flüssigkeit einnehmen.

Frei von	Geeignet für
• Tierischem Eiweiß • Gluten • Laktose	• Diabetiker • Milchallergiker • Vegetarier • Veganer

Hinweis: Während der Schwangerschaft und Stillzeit sowie bei der Einnahme von Psychopharmaka und Triptanen bitte Rücksprache mit deinem behandelnden Arzt halten. [14]

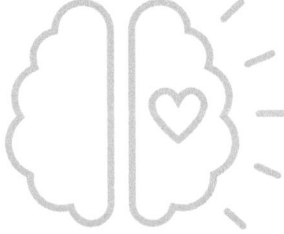

---

[14] Allergosan/ www.omni-biotic.com

Solltest du an einem Reizdarmsyndrom leiden, habe ich hier einen probiotischen Tipp für dich, bestens zur Linderung eines hochsensiblen Reizdarms geeignet.

Schritt 1
Einnahme für vier Wochen
OMNi BiOTiC Panda und **OMNi LOGiC HUMIN**

OMNi BiOTiC Panda dient zum Aufbau deiner Darmfloraund zum Ausgleich von Dysbiosen

Verzehrempfehlung

1-mal täglich, morgens vor dem Frühstück auf nüchternem Magen 1 Beutel in ca. 125 ml Wasser einrühren, mindestens 1 Minute Aktivierungszeit abwarten, nochmals umrühren und dann trinken.

OMNi LOGiC HUMIN bindet Toxine und schädliche Stoffe/Substanzen fest an sich und scheidet diese aus.

Verzehrempfehlung

1-mal täglich abends, 2 Kapseln.
Wichtig: Bitte mit einem zeitlichen Abstand von 2 Stunden zu jedem anderen/weiteren Medikament einnehmen.

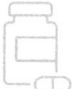

Schritt 2

Anschließend wechselst du einschleichend zu

OMNi BiOTiC SR 9, Colibiogen und Caricol

OMNi BiOTiC SR 9 dient der Regulation von Entzündungsprozessen in deinem Darm und kann dauerhaft eingenommen werden.

Verzehrempfehlung

1-mal täglich – morgens vor dem Frühstück auf nüchternen Magen. ¼ Beutel in ca. 125 ml Wasser einrühren, mindestens 1 Minute Aktivierungszeit abwarten, nochmals umrühren und dann trinken. Langsam einschleichend auf 1 Beutel täglich erhöhen. Da **OMNi BiOTiC SR 9** Bakterien enthält, welche ausschließlich im menschlichen Darm vorkommen, kann die Einnahme auch während der Schwangerschaft und Stillzeit erfolgen.

Solltest du an einer **Fructoseintoleranz** leiden, erhöhe die Aktivierungszeit von ursprünglich 1 Minute auf mindestens 30 Minuten. Während dieser Zeit verstoffwechseln die Bakterien die gesamten Fructooligosaccharide. Somit gelangt bei der Einnahme von **OMNi BiOTiC SR 9** keine Fructose in den Darm.

Colibiogen ist ein Schleimhauttherapeutikum mit entzündungshemmender und immunregulierender Wirkung für deinen Darm. Es schützt und regeneriert deine Darmschleimhaut, bekämpft Entzündungen und fördert die Wiederansiedlung deiner natürlichen Darmflora.

Verzehrempfehlung

1-mal täglich 5 ml (=1 Teelöffel) eine halbe Stunde vor einer Mahlzeit einnehmen. Das geht pur, oder auch verdünnt mit Wasser, Tee, o. ä. Die Einnahme erfolgt für bis zu 4 Wochen nach Abklingen der Beschwerden.

Caricol unterstützt deine Verdauung und kann zur Linderung deiner RDS-Symptome beitragen. **Caricol** lindert zudem Bauchschmerzen durch die Bindung von Histamin-Rezeptoren.

Verzehrempfehlung

Täglich 1-3 Sticks, je 1 Stick nach einer Hauptmahlzeit.
Da **Caricol** nicht im Kühlschrank gelagert werden muss, eignet es sich hervorragend für die Mitnahme zum Arbeitsplatz und für unterwegs. **Caricol** kann dauerhaft angewandt werden.
Es gibt keine Gewöhnungseffekte.

Für das Gallensäureverlustsyndrom eignet sich ausgezeichnet der Allrounder unter den Probiotika, OMNi BiOTiC 6. Hierdurch können bereits entstandene Entzündungen in der Darmschleimhaut reguliert werden.

OMNi BiOTiC 6

OMNi BiOTiC 6 ist perfekt für den Aufbau deiner Darmbarriere und den Abtransport von Schad- und Giftstoffen aus deinem Körper geeignet. Zudem hilft **OB 6** dir bei der Aufnahme und Produktion von wichtigen Vitalstoffen.

Verzehrempfehlung

1 bis 2-mal täglich, morgens vor dem Frühstück auf nüchternen Magen und vor dem Abendessen. Rühre 1 Beutel **OB 6** in 125 ml Wasser ein, warte mindestens 1 Minute Aktivierungszeit ab, rühre nochmals um und trink es dann. Solltest du an einer **Fructoseintoleranz** leiden, erhöhe die Aktivierungszeit von Ursprünglich 1 Minute auf bitte mindestens 30 Minuten. Während dieser Zeit verstoffwechseln die Bakterien die gesamten Fructooligosaccharide. Somit gelangt bei der Einnahme von **OB 6** keine Fructose in den Darm.
OMNi BiOTiC 6 kann dauerhaft eingenommen werden. [15]

---

[15] Institut Allergosan

Ernährungstagebuch Kopiervorlage

Das Ernährungstagebuch kann dich durch das genaue Festhalten deiner Mahlzeiten und deiner Beschwerden bei der Ursachenfindung unterstützen.

Dein Ernährungsprotokoll solltest du möglichst ausführlich, für 7 – 10 Tage führen.

Wichtig
Es sollten Arbeits- sowie freie Tage/ Wochenende enthalten sein.

Info
1 TL = 5 g / 1 EL = 10 g

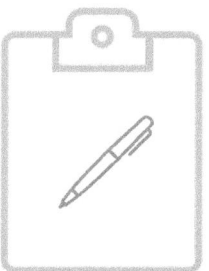

Wochentag / Datum	Mo - Di - Mi - Do - Fr - Sa – So ☐ ☐ ☐ ☐ ☐ ☐☐ _____

Uhrzeit	Menge in g/ml Portion	Lebensmittel, Getränke	Bemerkungen, Symptome

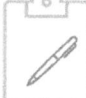

Stuhltagebuch Kopiervorlage

Wochentag / Datum	Mo - Di - Mi - Do - Fr - Sa – So ☐ ☐ ☐ ☐ ☐ ☐ ☐ _____
Uhrzeit	

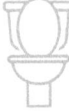

Stuhlbeschaffenheit	
Beschwerden	

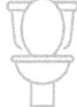

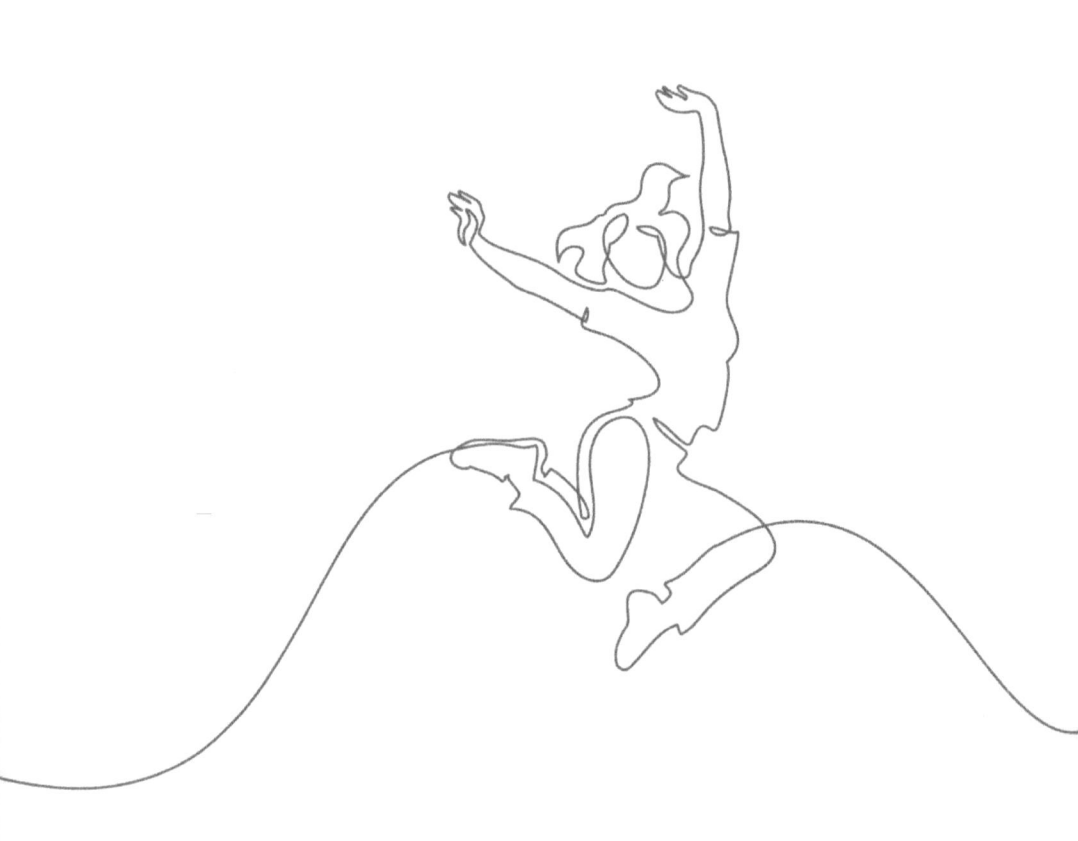

Turm Apotheke
Hauptstraße 60
61191 Rosbach vor der Höhe
0 60 07 – 76 76
info@apotheke-rodheim.de

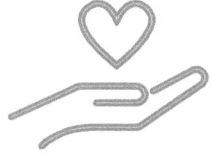

Institut AllergoSan
www.allergosan.com

Quellenverzeichnis

Fachgesellschaft für Ernährungstherapie und Prävention FET
Deutsche Gesellschaft für Fettwissenschaft e. V.
Gesellschaft für optimierte Ernährung GOE
eatsmarter.de
Doc Check Flexikon
Histaminintoleranz.ch
Mastozytose.de
Gesundheitsinformation.de
Gesundheit.gu
Internisten im Netz
AOK - Gesundheitsmagazin
Nährwertrechner.de
hausmed.de
Deutsches Ernährungs- & Informationsnetz
Yazio App
Institut für medizinische Diagnostik Berlin IMD
biovis Diagnostics
enterosan
Institut Allergosan
OptiDiet